中医内科学方证速记

一本通

编著 陈文君 张 喆

人民卫生出版社
·北京·

图书在版编目（CIP）数据

中医内科学方证速记一本通 /陈文君，张喆编著
. —北京：人民卫生出版社，2022.12

ISBN 978-7-117-34290-2

Ⅰ. ①中…　Ⅱ. ①陈…　②张…　Ⅲ. ①中医内科学
Ⅳ. ①R25

中国版本图书馆 CIP 数据核字（2022）第 250036 号

人卫智网	www.ipmph.com	医学教育、学术、考试、健康，
		购书智慧智能综合服务平台
人卫官网	www.pmph.com	人卫官方资讯发布平台

中医内科学方证速记一本通
Zhongyi Neikexue Fangzheng Suji Yibentong

编　　著：陈文君　张　喆
出版发行：人民卫生出版社（中继线 010-59780011）
地　　址：北京市朝阳区潘家园南里 19 号
邮　　编：100021
E－mail：pmph @ pmph.com
购书热线：010-59787592　010-59787584　010-65264830
印　　刷：北京顶佳世纪印刷有限公司
经　　销：新华书店
开　　本：889×1194　1/32　印张：9
字　　数：209 千字
版　　次：2022 年 12 月第 1 版
印　　次：2023 年 2 月第 1 次印刷
标准书号：ISBN 978-7-117-34290-2
定　　价：45.00 元
打击盗版举报电话：010-59787491　E-mail：WQ @ pmph.com
质量问题联系电话：010-59787234　E-mail：zhiliang @ pmph.com
数字融合服务电话：4001118166　E-mail：zengzhi @ pmph.com

孙序

　　1990年陈文君医生就读于山东中医学院（现山东中医药大学）中医系时，我是他的中医基础理论老师。将近三十年后因中医因缘在山东临沂重聚首，他激动地回忆大学时听我讲课的情景，我却对这个学生无太多印象，只觉得这是位热心于中医事业的人，一边忙于临床、编写中医科普，一边还在大学里兼职讲课，时间排得非常满，却乐此不疲。

　　重聚后有了联系，时常见他在微信朋友圈里发布信息说正在整理一本书，说这本书初写于2000年左右考研复习中医内科学时，在他每年讲授中医内科学时又做过润色、修订，自觉深受学生们的喜爱，书名当时叫《中医内科学证治歌括详解》。

　　我认为"歌括"是中国传统文化的特色之一，中医药歌括也因为朗朗上口、便于吟诵，历来为中医人士所喜爱，比如经典的《汤头歌括》《药性赋》《医学三字经》等。

　　中医内科方面的歌括并不太多，除了《医学三字经》，比较经典的大概要数《医宗金鉴》里的"内科心法要诀"了。然而随着中医内科学的不断发展，疾病的证治分型和治疗都有了较大的变化，传统的歌括已远远不能满足现代中医学习者和临床工作者的需要了。

　　由于《中医内科学》记述的疾病多、证型多，涉及方剂繁杂，的确成为了中医学生们掌握这门功课的难点。

　　当时我想，文君医生若能编一本现代中医内科学方面的歌括，涵盖了辨证分型和每个证型的治疗方药，那倒也是"善莫大焉"之举。

前几天，他打电话告诉我全书已编成，并把电子稿发给我求教。

我大致浏览，看到这本已经改名为《中医内科学方证速记一本通》的书，歌括不仅涵盖了我前面设想的每个病的辨证分型、治疗用方，有的歌括还把疾病的历史沿革、病机演变也简明扼要地编写了进去，尤其是本书还把中医内科学所涉及的每一个附方都编写了"方歌"和简要的方解，难怪改称"一本通"了。使用者案头备一本，的确可以省却许多查阅《方剂学》的功夫。

至此，我替他深舒了一口气，觉得他这么多年不辍的耕耘、积累，算是得一正果了。

《中医内科学方证速记一本通》既通俗易懂，又特别实用。读之如诗歌，别有一番趣味。本书既可作为中医学生学习中医内科学的辅助教材，又可作为临床中医师或基层民间中医的案前床头读物。文君医生请我为该书写一个序，我便欣然从命。正是：文君呕心廿年功，修得内科一本通。堪比大师写科普，普惠民间中医生。

山东中医药大学

壬寅年五月初一于泉城

自序

我 20 世纪 90 年代就读于山东中医学院时，中医内科学学得糊里糊涂，而对当年自己背诵的清代陈修园编写的《医学三字经》却记忆犹新。

当时便想，如果有一本像《汤头歌括》似的《中医内科学歌括》该多好，可以简明扼要地把整本书背过，不至于费时费力，还背得一塌糊涂。

毕业后忙于中医临床工作，内科的病看得多，中医内科书也时时翻阅，但有些病的治疗还是不能记得很清晰。后来考研，便下决心自己编一本《中医内科学歌括》了！

此为本书的缘起。

记不起费了多少功夫，2003 年我手写的初稿完成。后来因为我自己也在大学里兼职教授中医内科学，便在讲授过程中时时对初稿做些修改，发现学生们及中医工作者对歌括这一形式反响很好，不仅能够应对各类关于中医内科学的考试，而且对临床工作也非常有用。

但编辑成书的工作却是一直拖到近年。疫情期间，犬子陈泊达闲居在家，当时他也发愿学习中医，便一边学习，一边帮我录入电脑，并为附方"方歌"和"方解"的编写做了大量的工作。

我想，如果没有这个机缘，仅凭我一己之力，由于临床工作的繁忙，10 余万字的电脑录入工作都是不可能完成的，何况还有方歌编写方面的工作。

所以，在此我要特别感谢陈泊达君对此书所做的贡献。

张喆兄是我大学时的同窗好友，多年来一直在高校从事教学工作，做学问谨严有度，从他的角度对本书提出的许多宝贵意见，成了我出版这本书的底气所在。尤其人民卫生出版社的编辑老师对本书细致入微的审阅，让我由衷地惊叹和敬佩，实在想不到在我以为浮躁的世上竟还有如此严谨、沉心、敬业的一批人，是他们使得本书更臻完善。

就在拙著付梓之际，正在背诵"证治歌括"的我的几位学生和同事，如郑杰、孙晓宁、刘丁维等，均对背诵过程中感觉拗口处提出了许多非常中肯的修改意见，令我感慨良多，既对自己多年付出的汗水欣然，又对家人、朋友们的帮助感激不尽。虽古有"述而不作"之训，但我还是不揣浅陋，愿意使这本书面世，觉得应该能够对诸多的中医学子有一臂之助，若能如我所愿，则茶对诸君时，便可相视一笑了。

陈文君

壬寅凉夏　于沂水痂堂南窗下

前言

中医内科学虽然是一门联结中医基础和临床的重要学科，但由于涉及的病种多、证型广、附方繁杂，往往成为学习的难点。为了帮助读者对该学科的熟练掌握，故编写此书。

本书以中医药高等院校《中医内科学》教材中常见的 50 个病种为纲，各疾病下内容主要分为"证治歌括""解析""附方歌括及浅释"三部分，全书后附"方剂索引"，其中，"证治歌括"是本书的特色和精华所在。

"证治歌括"部分：本部分将疾病的证治分型和治疗用方都编写成朗朗上口的歌括形式，便于读者吟诵、记忆。此外，有些歌括的内容还涵盖了部分病证的类证鉴别、辨证要点、病机沿革及历代医籍中重要的文献资料。编者在选择是否将这些知识点编入歌括时，主要参考临床应用、硕士研究生招生考试专业课考点及《中医内科学》教学大纲等几个方面来决定取舍，凡是对中医临床有重要指导作用、硕士研究生招生考试历年专业课考试常考的考点以及教学大纲中的重点、难点内容，编者都力求编进歌括中。所以，读者在使用本书时，应力争将本部分内容记熟、记牢。

"解析"部分：本部分不仅逐句详细解析了"证治歌括"内容，还基本涵盖了《中医内科学》教材中每个疾病的定义、病因、病机、分型论治、方剂等重要内容，并将有些病种的预后判断也编入了歌括，此外，编者还根据自己的临床经验，在疾病的选方治疗上做了有益的补充。

"附方歌括及浅释"部分：鉴于现行中医内科学列举的方剂，多数未载于《方剂学》教材，为便于读者应用，编者把《中医内科学》每个疾病证型下所列举的重要方剂都编写了方歌、药物组成、参考剂量、用法及简要的方解，以便读者在临床应用该书时，对不熟悉的方子免去查阅之劳。

"方剂索引"：该部分把本书中所涉及的所有方剂都按序编排，并标注了每个方剂在本书中首次出现时的页码，方便读者检索和查阅。

总之，本书虽是编写者多年来的呕心沥血、不断改进之作，但由于水平有限，错误在所难免，恳请读者提出宝贵的意见和建议。

陈文君　张　喆

2022 年 8 月

目录

一 感冒 ……………………………………………………… 1

二 咳嗽 ……………………………………………………… 6

三 肺痿 ……………………………………………………… 15

四 肺痈 ……………………………………………………… 19

五 哮证 ……………………………………………………… 24

六 喘证 ……………………………………………………… 34

七 肺胀 ……………………………………………………… 43

八 肺痨 ……………………………………………………… 49

九 痰饮 ……………………………………………………… 54

十 自汗、盗汗 ……………………………………………… 64

十一 血证 …………………………………………………… 69

十二 心悸 …………………………………………………… 82

十三 胸痹 …………………………………………………… 87

十四 不寐 …………………………………………………… 93

十五 厥证 …………………………………………………… 97

十六 郁证 …………………………………………………… 102

十七 癫狂 …………………………………………………… 106

十八 痫证 …………………………………………………… 110

十九 胃痛 …………………………………………………… 114

二十 噎膈 …………………………………………………… 122

二十一 呕吐 ………………………………………………… 127

二十二 呃逆 ………………………………………………… 131

二十三 泄泻 ………………………………………………… 135

二十四 痢疾 ………………………………………………… 141

二十五　霍乱…………………………………………… 147

二十六　腹痛…………………………………………… 152

二十七　便秘…………………………………………… 157

二十八　虫证…………………………………………… 162

二十九　胁痛…………………………………………… 167

三十　黄疸……………………………………………… 171

三十一　积聚…………………………………………… 175

三十二　臌胀…………………………………………… 179

三十三　头痛…………………………………………… 185

三十四　眩晕…………………………………………… 192

三十五　中风…………………………………………… 195

三十六　痉证…………………………………………… 204

三十七　瘿病…………………………………………… 208

三十八　疟疾…………………………………………… 212

三十九　水肿…………………………………………… 220

四十　淋证……………………………………………… 225

四十一　癃闭…………………………………………… 230

四十二　腰痛…………………………………………… 233

四十三　消渴…………………………………………… 236

四十四　遗精…………………………………………… 238

四十五　耳鸣、耳聋…………………………………… 244

四十六　痹证…………………………………………… 249

四十七　痿证…………………………………………… 254

四十八　内伤发热……………………………………… 257

四十九　虚劳…………………………………………… 260

五十　阳痿……………………………………………… 265

方剂索引………………………………………………… 270

感冒风寒用荆防，

风热银翘、葱豉汤，

暑湿新加香薷饮，

虚体感冒辨须详：

气虚参苏饮加减，

阴虚加减葳蕤汤。

若问感冒名如何？

《仁斋直指》北宋扬。

《丹溪心法》位在肺，

辛温、辛凉治法倡。

◇ 解析 ◇

"**感冒风寒用荆防**"：感冒的辨证，第一个证型是风寒证，治疗用荆防败毒散这个方子。

"**风热银翘、葱豉汤**"：风热证的感冒用银翘散或者葱豉桔梗汤加减治疗。

"**暑湿新加香薷饮**"：暑湿证型的感冒除了有风热证的表现外，主要有两个特点：①发生在夏季、多雨寒凉的时候；②患者口中黏腻、口渴而不多饮，常有胸闷、恶心的感觉。治疗这一证型的感冒用新加香薷饮。

"**虚体感冒辨须详**"：前面论述的三种感冒证型（风寒证、风热证、暑湿证）概指患者体质较强，没有正气亏虚的情况，如果患者素日的体质较虚，我们称为虚体，这种虚体患者感冒时，须详细辨一下其平素的体质属于哪种类型的虚，如是偏气虚还是偏阴虚。

"气虚参苏饮加减"：气虚的患者伴有感冒时，称为气虚感冒，治疗用参苏饮加减。

"阴虚加减葳蕤汤"：阴虚的患者伴有感冒时，称为阴虚感冒，治疗用加减葳蕤汤化裁。

"若问感冒名如何？《仁斋直指》北宋扬"：感冒之名，首载于北宋《仁斋直指方·诸风》。

"《丹溪心法》位在肺，辛温、辛凉治法倡"：元代《丹溪心法·伤风》明确指出伤风（感冒）的病位在肺，并提出根据辨证，常规分列辛温、辛凉两大治法。

◀ 附方歌括及浅释 ▶

1. 荆防败毒散（《外科理例》）

〔注：本方在许济群主编的高等医药院校教材《方剂学》（上海科技出版社，1985年）中，提示出自《摄生众妙方》，而在同时期张伯臾主编的高等医药院校教材《中医内科学》（上海科学技术出版社，1985年，以下简称"张编《中医内科学》"）却提示该方出自《外科理例》，药味相同。查《摄生众妙方》为明代张时彻著，刊于公元1550年，《外科理例》为明代汪机著，刊于公元1531年，今取《外科理例》为是。〕

> 人参败毒草苓芎，
> 羌独柴前枳桔同，
> 生姜薄荷煎汤服，
> 祛寒除湿功效宏。

　　若须消散疮毒肿，

　　去参加入荆防风。

　　（羌活、独活、柴胡、前胡、枳壳、茯苓、荆芥、防风、桔梗、川芎各 5g，甘草 3g。水煎服。）

　　本方原治一切疮毒初起，红肿疼痛，恶寒发热，无汗不渴者。方以羌活、独活辛温发散，通治一身上下风寒湿毒；荆芥、防风辛温发散，祛寒邪；川芎行血祛风，柴胡辛散解肌，枳壳降气，桔梗开肺，前胡祛痰，茯苓渗湿，甘草调和诸药。以上共奏发汗解表、消疮止痛之功。

2. 银翘散（《温病条辨》）

　　银翘散主上焦疴，

　　竹叶荆蒡豉薄荷，

　　甘桔芦根凉解法，

　　发热咽痛服之瘥。

　　（连翘 9g，金银花 9g，桔梗 6g，薄荷 6g，竹叶 4g，生甘草 5g，荆芥穗 5g，淡豆豉 5g，牛蒡子 9g，鲜芦根 30g。水煎服。）

　　该方治疗温病初起，有疏风解表、清热解毒之功。方以金银花、连翘为君，辛凉清热，且能芳香辟秽；荆芥穗、淡豆豉为臣，助君药开皮毛以逐邪；桔梗宣肺利咽，甘草清热解毒，竹叶清上焦热，芦根清热生津，以上共为佐使。

3. 葱豉桔梗汤（《重订通俗伤寒论》）

　　葱豉桔梗薄荷翘，

　　山栀竹叶加甘草，

　　热邪束肺嗽咽痛，

　　风温初起此方疗。

（鲜葱白 3～5 茎，淡豆豉 9g，薄荷 4g，桔梗 5g，连翘 6g，焦栀子 6g，竹叶 3g，甘草 2g。水煎服。）

本方主治风温、风热初起，有辛凉解表、清热泻火之效。方以葱白辛温通阳，合淡豆豉则发汗解表；薄荷清热疏风，桔梗宣肺解肌以利祛邪；连翘清上焦热，栀子泻心肺火，甘草合桔梗以利咽喉，竹叶合栀子以清胸热从小便出。诸药配合，使肺中风热既得辛散从外而解，又得清泄从下而去。

4. 新加香薷饮（《温病条辨》）

新加香薷朴银翘，

扁豆鲜花一齐熬。

暑温口渴汗不出，

清热化湿又解表。

（香薷 6g，金银花 9g，鲜扁豆花 9g，厚朴 6g，连翘 9g。水煎服。）

本方主治暑温初起，复感风寒。症见恶寒发热，无汗，心烦面赤，口渴，苔白腻，脉浮数。方以香薷为君，芳香辛温，发汗解表兼能化湿；配鲜扁豆花、金银花、连翘辛凉清透上焦暑热；佐辛温厚朴，含"湿为阴邪，非温不解"之意，且厚朴合香薷，有化湿除满之效。全方辛温、辛凉相配，有"辛温复辛凉法"之特点。

5. 参苏饮（《太平惠民和剂局方》）

参苏饮内用陈皮，

枳壳前胡半夏齐；

干葛木香甘桔茯，

气虚外感最相宜。

（人参、紫苏、葛根、半夏、前胡、茯苓各 22.5g，枳壳、木香、陈皮、甘草、桔梗各 15g。共研粉，每服 12g，水煎，煎时加生姜 3～7 片、大枣 1 枚。)

本方具有益气解表、理气化痰之效。方以苏叶解表、人参益气扶正为君；半夏、茯苓、陈皮化湿；因湿邪易阻遏气机，故更配枳壳、木香行气，葛根升举清阳；前胡、桔梗宣降肺气以治外邪束肺之咳嗽；甘草调和诸药，姜、枣调和营卫。全方作用温和，宜于老幼体弱之人、外感风寒兼内有痰湿者。

6. 加减葳蕤汤（《重订通俗伤寒论》）

> 加减葳蕤用白薇，
>
> 豆豉生葱桔梗随，
>
> 草枣薄荷共八味，
>
> 滋阴发汗此方魁。

[生葳蕤（玉竹）9g，白薇 3g，淡豆豉 9g，葱白 6g，桔梗 5g，炙甘草 1.5g，大枣 2 枚，薄荷 5g。水煎服。]

本方具有滋阴解表之功效。主治素体阴虚，外感风热证。症见头痛身热，微恶风寒，无汗或有汗不多，咳嗽，心烦，口渴，咽干，舌红，脉数。方以玉竹为君，甘平柔润，滋阴益液以除肺燥；配葱白、淡豆豉、薄荷、桔梗解表宣肺、止咳利咽，共为臣药；白薇凉血清热以除烦渴，甘草、红枣甘润滋脾共为佐药。全方滋阴清热而不碍解表，发汗解表而不伤阴液，故适于阴虚而有风热表证，或冬温初起，咳嗽咽干，痰不易出者。

二 咳嗽

咳分外感与内伤，

《景岳全书》首先倡，

《医学心悟》内、外邪，

寒、燥、热邪风为长。

风寒三拗、止嗽散，

风燥主用桑杏汤，

另有凉燥苔薄白，

杏苏散方有专长。

若感风热桑菊饮，

肝脾及肺为内伤：

肝火犯肺加白黛，

脾病生痰湿、热分，

痰湿蕴肺二、三用，

痰热清金化痰汤。

肺阴亏耗沙麦冬，

咳嗽辨证至此详。

◆ 解析 ◆

"咳分外感与内伤,《景岳全书》首先倡"：明代张景岳执简驭繁地将咳嗽归纳为外感咳嗽、内伤咳嗽两大类：《景岳全书·咳嗽》载："咳嗽之要，止惟二证，何为二证？一曰外感，一曰内伤而尽之矣。"从此，咳嗽辨证首先需分外感咳嗽和内伤咳嗽两类，这一分类方法被中医内科临床奉为圭臬，沿用至今。

"《医学心悟》内、外邪"：在解释咳嗽的病因分类时，《医学心悟》一书将所有导致咳嗽的病因分为内、外两种病邪，从而将咳嗽分为外感咳嗽和内伤咳嗽两大类，可谓要言不烦："肺体属金，譬若钟然，钟非叩不鸣，风、寒、暑、湿、燥、火六淫之邪，自外击之则鸣；劳欲情志，饮食炙煿之火自内攻之则亦鸣。"

"寒、燥、热邪风为长"：外邪导致咳嗽（即外感咳嗽），主要是寒邪、燥邪和热邪三种邪气，但中医认为"风为百病之长"，风邪常常兼夹寒、燥、热三邪侵犯人体，分别形成风寒、风燥和风热三个类型的咳嗽。

"风寒三拗、止嗽散"：风寒咳嗽（书称"风寒袭肺"证），治疗以三拗汤、止嗽散加减。前者重在宣肺散寒，适用于初起的咳嗽，后者有润肺之功，适用于风寒束肺，咳嗽日久而表邪未净，或愈后复发，咽痒咳痰不爽者。

"风燥主用桑杏汤，另有凉燥苔薄白，杏苏散方有专长"：风燥咳嗽（书称"风燥伤肺"证）主要以桑杏汤加减治疗，但桑杏汤是清宣凉润的方子，性偏寒凉，所以适用于燥邪兼风热的证型，也就是"温燥证"，如果燥邪与风寒并见，称为"凉燥证"，舌苔见薄白（而温燥证舌苔可见薄白或薄黄），那么当以杏苏散温润止咳。

"若感风热桑菊饮"：风热犯肺证治疗以桑菊饮加减。

至此，外感咳嗽的三个主要证型讲述完毕，其后的歌括转为"内伤咳嗽"。

"肝脾及肺为内伤"：内伤咳嗽可以"肺脏自病"和"他脏及肺"作为辨证的纲领，肺脏自病导致的内伤咳嗽主要见于肺阴亏耗这一证型；"他脏"主要指肝脏和脾脏（用五行生克规律来看，三者是木、金、土之间的生克关系），肝、脾二脏的病变可以影响及肺脏，出现所谓的"内伤咳嗽"。

"肝火犯肺加白黛"：内伤咳嗽的证型中，他脏及肺首先看肝脏影响及肺脏的"肝火犯肺"证，这一证型的咳嗽常随情绪变化而增减，患者自觉痰液滞留在咽喉部位，咳之难出，或痰如絮条，治疗以加减泻白散合黛蛤散。歌括中的"加白黛"也可以白、黑两色来加强记忆，因为"黛"字本义是指黑色。

"脾病生痰湿、热分"：内伤咳嗽中，由于脾病影响肺的功能出现咳嗽的，又分为痰湿咳嗽（书称"痰湿蕴肺"证）和痰热咳嗽（书称"痰热郁肺"证）两个证型。中医认为脾为生痰之源，肺为贮痰之器，所以脾病及肺的内伤咳嗽总是离不开"痰"，临床根据有无热象而分为痰湿和痰热两个证型。

"痰湿蕴肺二、三用"：痰湿蕴肺导致的咳嗽用二陈汤、三子养亲汤加减治疗。这一证型的咳嗽以痰量较多、早晨或饭后（尤其是进食肥甘厚味时）咳痰加重为特点，二陈汤偏于痰多兼见腹部痞满者，而三子养亲汤偏于痰多兼见气逆痰涌者。

"痰热清金化痰汤"：痰热郁肺证的咳嗽，可以用清金化痰汤加减治疗。

"肺阴亏耗沙麦冬"：肺脏自病的内伤咳嗽，张编《中医内科学》中主要论述了肺阴亏耗这一个证型，用沙参麦冬汤加减治疗。

"咳嗽辨证至此详"：如前所述，咳嗽辨证应首先分为外感咳嗽、内伤咳嗽两大类。外感咳嗽分风寒、风燥和风热三个证型，内伤咳嗽以肺脏自病和他脏及肺为辨证总纲，肺脏自病主要是肺阴亏耗证，他脏及肺是指肝脏和脾脏累及肺，其中需要注意的是脾脏及肺时有痰湿和痰热两种证型。至此，咳嗽辨证算是基本详尽了，临床应用时需注意，治疗外感咳嗽应因势利导，忌用敛肺止咳的药物，以防留邪，而内伤咳嗽应注意不要宣散伤正。

附方歌括及浅释

1. 三拗汤（《太平惠民和剂局方》）

> 麻黄汤中用桂枝，
>
> 杏仁甘草四般施，
>
> 发热恶寒头项疼，
>
> 喘而无汗服之宜。
>
> 三拗汤用麻杏草，
>
> 宣肺平喘效不低。

（麻黄、杏仁、甘草各等分，为粗末，每服15g，加姜5片，水煎服。）

本方即《伤寒论》麻黄汤去桂枝而成，主治外感风寒，肺气不宣证。本方所以名为三拗者，"拗"（音"ào"），违逆不顺之谓，三拗汤方中麻黄、杏仁、甘草三味药的用法与《伤寒论》麻黄汤中三药的用法正相反（麻黄汤中三药用法是麻黄去根节、杏仁去皮尖、甘草用炙；而三拗汤三药用法分别是麻黄不去根节、杏仁不去皮尖、甘草不炙），故名。麻黄（不去根节）取发散之中有收（麻黄节是散中之收），杏仁（不去皮尖）而宣肺之力尤强（杏仁皮尖较其他部位更能宣肺达表），甘草（不炙）则有清调之功。故全方宣肺解表之力尤佳。

2. 止嗽散（《医学心悟》）

> 止嗽散桔草白前，
>
> 紫菀荆陈百部研，

镇咳化痰兼解表，

姜汤调服不需煎。

（桔梗、荆芥、紫菀、炙百部、白前各1 000g，炒甘草375g，陈皮500g，共为末，每服6g，温开水或姜汤送下。）

本方所治之证为外感风寒咳嗽，经内服解表宣肺药后咳仍不止者。治之之法，重在理肺止咳，微加疏散之品。方中紫菀、白前、百部止咳化痰，治咳嗽不分新久，皆可取效；桔梗、陈皮宣降肺气，止咳消痰；荆芥祛风解表，甘草调和诸药，且配桔梗能清利咽喉。本方温润平和，不寒不热，加减应用，可用于诸般咳嗽。

3. 桑杏汤（《温病条辨》）

桑杏汤中浙贝宜，

沙参栀豉与梨皮；

干咳鼻涸又身热，

清宣凉润燥能祛。

（桑叶3g，杏仁4.5g，沙参6g，浙贝母3g，豆豉3g，栀皮3g，梨皮3g，水煎服。）

本方所治为温燥伤肺之轻证，治以清宣燥邪，兼以润肺止咳。方中以桑叶、豆豉宣肺散邪；杏仁宣肺利气；沙参、浙贝母、梨皮润肺止咳；栀皮善清上焦胸膈之热。本方所治之证邪气轻浅，肺药亦宜轻清，取"轻药不得重用"之意，故用药量少，气味清轻，且煎煮时间亦不宜过长。

4. 杏苏散（《温病条辨》）

杏苏散内夏陈前，

枳桔苓草姜枣研；

轻宣温润治凉燥，

咳止痰化病自瘥。

（苏叶、半夏、茯苓、前胡、桔梗、枳壳、甘草、生姜、陈皮、杏仁各6g，大枣2枚。水煎服。）

本方所治为凉燥外袭，肺失宣降之证。方中苏叶、前胡解表散邪，微发其汗；杏仁、桔梗宣肺达邪，利气止咳；半夏、茯苓祛湿化痰；枳壳、陈皮理气宽胸；生姜、大枣、甘草调营卫，和诸药。本方实乃参苏饮去人参、葛根、木香，加杏仁而成，参苏饮原治虚人外感，风寒袭肺，本方所治之证表证轻微，故去葛根之发散，加杏仁之宣肺。因正气未虚，故去人参，木香辛温香燥，有伤阴之虞，于燥证不利，故去之，余者均与参苏饮药味相同。由此观之，凉燥一病，实乃秋之"小寒"犯肺，故治从风寒袭肺入手，所不同者，凉燥易于伤津化热耳。

5. 桑菊饮（《温病条辨》）

桑菊饮中桔杏翘，

芦根甘草薄荷饶；

清疏肺卫轻宣剂，

风温咳嗽服之消。

（桑叶7.5g，菊花3g，杏仁5g，连翘5g，薄荷2.5g，桔梗6g，甘草2.5g，芦根6g，水煎服。）

本方主证为风温初起袭肺，肺失清肃所致。君以桑叶清透肺络之热，菊花清散上焦风热。臣以辛凉之薄荷，助桑、菊散上焦风热，桔梗、杏仁一升一降，解肌肃肺以止咳；连翘清透膈上之热，芦根清热生津止渴，用作佐药；甘草调和诸药，用作使药。诸药配合，共奏疏风清热、宣肺止咳之功。

6. 加减泻白散（《医学发明》）

> 泻白散内加参苓，
>
> 青陈二皮五味并；
>
> 气逆咳喘伴呕吐，
>
> 清肺顺气又调中。

（桑白皮 9g，甘草 6g，地骨皮 9g，粳米 12g，人参 6g，白茯苓 12g，青皮 6g，陈皮 6g，五味子 9g，水煎服。）

本方即泻白散（桑白皮、甘草、地骨皮、粳米）加人参、白茯苓、青皮、陈皮、五味子而成；主治阴气在下，阳气在上，气机上逆，症见咳嗽喘促，伴呕吐者。以泻白散清肺，青皮、陈皮顺气，肺金不降者，多缘中气不能斡旋，故以参、苓调中，兼止呕吐，五味子防咳久肺气耗散。诸药共奏清肺、顺气、化痰、和中之效。

7. 黛蛤散（验方）

本方以海蛤壳 10 份、青黛 1 份共研细粉，每次 3g，冲服，每日 2 次。主治肝火犯肺之咳嗽，症见咳痰带血、心烦易怒、眩晕耳鸣等。青黛咸寒，善清肝经郁火，并清肺热以消痰止嗽；蛤粉苦、咸、寒，入肺、胃经，可清肺化痰、软坚散结。二药配合，共奏清肝宁肺、化痰止咳之功。

8. 二陈汤（《太平惠民和剂局方》）

> 二陈汤用半夏陈，
>
> 苓草梅姜一并寻；
>
> 利气祛痰兼燥湿，
>
> 湿痰为患此方珍。

（半夏 15g，橘红 15g，白茯苓 9g，炙甘草 5g，生姜 7 片或 3g，乌梅 1 个，水煎服。）

本方为治湿痰之主方。方以半夏为君，取其辛温性燥，善能燥湿化痰，且可降逆和胃而止呕；以橘红为臣，理气燥湿，使气顺而痰消；佐以茯苓健脾渗湿，以治生痰之源；生姜降逆化饮，既可制半夏之毒，又能助半夏、橘红行气消痰；少许乌梅收敛肺气，与半夏相伍，有散有收，相反相成，使祛痰而不伤正；使以甘草调和诸药，兼可润肺和中。方中半夏、橘红以陈久者良，故以"二陈"名之。

9. 三子养亲汤（《韩氏医通》）

> 养亲汤是祛痰方，
>
> 芥苏莱菔共煎汤；
>
> 大便实硬加熟蜜，
>
> 冬寒更可加生姜。

（白芥子6g，苏子9g，莱菔子9g，水煎服，临服可加熟蜜少许，冬寒更加生姜3片。）

本方原为老人气实痰盛之证而设。老人中气虚，生痰停肺，肺失肃降而见咳嗽喘逆、痰多胸闷、食少脘痞等症。方中白芥子温肺利气，快膈消痰；苏子降气行痰，止咳平喘；莱菔子消食导滞，行气祛痰。三药合用，可使气顺痰消，食积得化，咳喘得平。临床应用时，观其何证居多，则以何药为君。

10. 清金化痰汤（《统旨方》）

> 清金化痰黄芩栀，
>
> 桔梗麦冬桑皮知，
>
> 蒌仁橘红贝苓草，
>
> 热痰壅肺咳嗽止。

（黄芩12g，栀子12g，桔梗9g，麦冬9g，桑白皮15g，贝母

9g，知母 15g，瓜蒌仁 15，橘红 9g，茯苓 9g，甘草 3g，水煎服。）

本方主治热痰壅肺证。症见咳嗽，咳痰黄稠，苔黄腻。方中橘红理气化痰，使气顺痰降；茯苓健脾利湿，治生痰之源；瓜蒌仁、贝母、桔梗清热涤痰，宽胸开结；麦冬、知母养阴清热，润肺止咳；黄芩、栀子、桑白皮清泻肺火；甘草补土调中。全方共奏清肺润肺、化痰止咳之功。

11. 沙参麦冬汤（《温病条辨》）

> 沙参麦冬扁豆桑，
>
> 玉竹花粉甘草襄；
>
> 秋燥耗津伤肺胃，
>
> 咽涸干咳最堪尝。

（沙参 9g，麦冬 9g，扁豆 4.5g，桑叶 4.5g，玉竹 6g，天花粉 4.5g，甘草 3g，水煎服。）

本方主治燥伤肺胃阴分，症见咽干口渴、干咳少痰等。方中沙参、麦冬、桑叶、玉竹滋养肺胃之阴；少用扁豆振奋胃气；天花粉清肺胃之热；甘草调和诸药。上药共奏清养肺胃、生津润燥之功。

肺叶痿弱咳浊唾，

总由肺疾迁延成。

肺虚自有寒、热辨，

虚热清燥与麦冬；

虚寒甘姜或姜甘，

总缘津伤与虚冷。

解析

"**肺叶痿弱咳浊唾**"：肺痿一病，病因根本是因为肺叶痿弱不用，临床特征性的表现是咳吐浊唾涎沫。

"**总由肺疾迁延成**"：本病首见于《金匮要略·肺痿肺痈咳嗽上气病脉证治》篇，根据该书旨义以及后世医家的认识，肺痿一病总由肺部多种疾患久治不愈，进一步演变发展而成。

"**肺虚自有寒、热辨**"：肺痿这种慢性的、虚损性的病变，其基本的病机是"肺虚"，辨"虚"自然有虚寒和虚热的不同，此所谓肺虚自有寒、热之分辨也。

"**虚热清燥与麦冬**"：虚热证的肺痿，是肺痿的主要证型，治疗以清燥救肺汤、麦门冬汤加减。这两个方子都能润肺燥生津液，但清燥救肺汤侧重于清肺之燥热，麦门冬汤侧重于降肺之逆气，所以前者的治疗重点在于咳嗽痰少、潮热面红；而后者的治疗重点在于咳而气逆、气急喘促。

"**虚寒甘姜或姜甘**"：虚寒证肺痿，治疗用甘草干姜汤或生姜甘草汤加减。注意歌括中的"甘姜"和"姜甘"，两个字的顺序不同代表了两个不同的方剂，但"姜"字，一个是干姜，一个却是生姜。甘草干姜汤甘、辛合用，甘以润肺，辛以散寒；生姜甘草汤则是以补脾助肺（取培土生金之意）、益气生津为主，可见两个方子配伍意义大不相同。

"总缘津伤与虚冷"：此一句再回顾肺痿的病因，总缘津伤和虚冷两个方面，而以前者为主。其病变机理主要为肺虚津气失于濡养所致，所以肺痿的治疗应时刻注意固护津液，切忌妄用祛逐痰涎的峻剂，以防犯虚虚之戒。

附方歌括及浅释

1. 清燥救肺汤（《医门法律》）

清燥救肺参草杷，

石膏胶杏麦胡麻；

经霜收下冬桑叶，

清燥润肺效可嘉。

（人参 2g，甘草 3g，炙枇杷叶 3g，生石膏 7.5g，阿胶 2.4g，杏仁 2g，麦冬 3.6g，炒胡麻仁 3g，冬桑叶 9g，水煎服。）

本方治疗温燥伤肺之重证。以桑叶清宣肺燥为君，石膏、麦冬为臣，一清肺经之热，一润肺金之燥，石膏用量需小，以不碍桑叶轻宣之性。余药皆为佐，杏仁、枇杷叶利肺气，使肺气肃降有权；阿胶、胡麻仁润肺养阴；人参、甘草益气和中，使土旺金生。诸药相合，燥邪得宣，气阴得复，共奏清燥救肺之功。

2. 麦门冬汤（《金匮要略》）

麦门冬汤多麦门，

甘草大枣粳夏人；

滋养肺胃降逆气，

半夏为臣意义深。

（麦冬 60g，半夏 9g，人参 6g，甘草 4g，粳米 6g，大枣 3 枚，水煎服。）

本方所治之证，乃肺胃阴亏，虚火上炎，气机逆上所致。方中重用麦冬为君药，甘寒滋肺胃之阴，且清虚火；半夏为臣，意在降逆化痰，其性虽燥，但与大量麦冬配伍，则燥性减而降逆之性存，独取其善降肺胃虚逆之气，且又使麦冬滋而不腻。佐以人参补益中气，与麦冬配伍，大有补气生津之功；复加粳米、大枣、甘草补脾益胃，使中气健运，则津液自能上输于肺，此亦"培土生金"之意。

3. 甘草干姜汤（《金匮要略》）

心烦脚急理须明，

攻表误行厥便成；

二两炮姜甘草四，

热因寒用奏功宏。

（炙甘草 12g，干姜 6g，水煎服。）

本方原治伤寒误下后，四肢厥冷，咽中干，烦躁吐逆，以及肺痿吐涎沫而不咳、遗尿、腰痛等症。方以甘辛合用，辛甘化阳，甘草甘以滋液，入脾益肺，取甘守津回之意；干姜辛以散寒，温肺、脾，使气能化津，水谷归于正化。二药相合，有辛甘化阳、温养肺胃之功。

4. 生姜甘草汤（《备急千金要方》）

肺痿唾涎咽燥㷮，

甘须四两五生姜；

枣十二枚参三两，

补土生津润肺肠。

（人参 6g，甘草 12g，生姜 15g，大枣 3 枚，水煎服。）

本方出《备急千金要方》（简称《千金》）肺痿门：脾胃气虚，水寒不运，不能化津上承，则肺叶枯萎（痿），以致咳唾涎沫不止，咽喉无津滋润而渴。方中人参、甘草、大枣重在补脾气以化生津液；生姜辛散温通，暖中宫而布散津液。四药共用，奏培土生金、温肺复气之功。

肺叶生疮成脓疡，

咳、痛、热、痰成肺痈。

病理演变分四期：

初、痛、溃、复宜记清。

初期自用银翘散，

成痈二金建奇功，

加味桔梗溃脓服，

恢复养阴一法宗：

沙参清肺、桔杏煎，

病之转折在溃脓。

解析

"**肺叶生疮成脓疡**"：肺痈是肺叶生疮，形成脓疡的一种病证，属于内痈之一。

"**咳、痛、热、痰成肺痈**"：咳、痛、热、痰这四点是肺痈临床表现的主要特征。咳指咳嗽，痛指胸痛，热指发热，痰指咳吐腥臭浊痰、甚则脓血相兼。

"**病理演变分四期：初、痛、溃、复宜记清**"：肺痈的病理演变过程，可以分为四期：初期（表证期）、成痈期、溃脓期、恢复期。中医临床常根据这四个不同的阶段，作为肺痈证型辨别的依据。

"**初期自用银翘散**"：肺痈初期，又称表证期，治疗应该用银翘散加减。

"**成痈二金建奇功**"：肺痈的成痈期，临床特征性的表现为高热、恶寒并见，伴有胸痛、咳嗽或身体转侧时胸痛加剧，此时咯出的痰液为浊痰，呈黄绿色，自觉喉间有腥味，但没有"臭"味，一旦痰液有了腥臭味，就是"溃脓期"的特点，这一点在临床辨证时一定要注意，详加分辨。

成痈期的治疗，以"二金"为主：即《千金》苇茎汤、如金解毒散，两个方名里都有个"金"字。但前者重在通瘀散结，后者重在降火解毒。

"加味桔梗溃脓服"：肺痈溃脓期的痰液很有特点，即脓血痰，或如米粥，腥臭异常（前面讲过成痈期的痰液没有腥臭味），治疗用加味桔梗汤。加味桔梗汤出自清代程钟龄的《医学心悟》，原方桔梗仅用 8 分，但桔梗为排脓之主药，用量宜大。

"恢复养阴一法宗：沙参清肺、桔杏煎"：肺痈到了恢复期，因为热邪耗阴，所以治则以养阴补肺为主要大法，治疗以沙参清肺汤、桔梗杏仁煎加减。前者重在益气养阴、清肺化痰，为恢复期调治之良方，后者除养肺滋阴外，兼清脓毒，适用于邪虽大衰，但肺阴已伤、余邪留恋的情况。

"病之转折在溃脓"：溃脓期是病情顺和逆的转折点。①顺证：溃后声音清朗，脓血稀薄而渐少，臭味亦减，饮食知味，胸痛渐缓，热退眠安，脉缓滑。②逆证：溃后音哑无力，脓血如败卤，瀓臭（瀓，音 wěng，原意形容水盛。瀓臭，概指咳痰腥臭，或为闽地方言。）异常，气喘鼻煽，胸痛不减，坐卧不宁，身热缠绵不退，脉短涩或弦急。溃脓期若出现大量咳血，尤为险证，要切切注意血块阻塞气道导致窒息，也要防止大咯血后气随血脱的情况，必要时需急救，可请西医及早参与。

总之，肺痈的临床治疗应以脓未成、脓已成为分界点，脓未成时以"清"为主，以大剂量清肺消痈之品力求清散，脓已成时以"排"为主，按照"有脓必排"的要求，以排脓为首要措施。脓毒清除后再予补阴养肺，切勿早用补敛，反致助邪，延长病程。

◁ 附方歌括及浅释 ▷

1. **银翘散（《温病条辨》）** 见前文"一、感冒"相关内容。

2. **苇茎汤（《备急千金要方》）**

> 苇茎汤方千金存，
>
> 桃仁薏苡冬瓜仁；
>
> 瘀热在肺成痈毒，
>
> 热泻脓除新自生。

（苇茎 30g，薏苡仁 30g，冬瓜仁 24g，桃仁 9g，水煎服。）

本方主治肺痈热毒蕴肺、痰热互结证。方以苇茎清肺泄热为主，冬瓜仁、薏苡仁清化痰热、利湿排脓为辅；桃仁活血祛瘀以消热结。全方共奏清化、逐瘀、排脓之功。

3. **如金解毒散（《景岳全书》）**

> 如金解毒芩柏连，
>
> 再以山栀制火炎；
>
> 桔梗甘草除痰浊，
>
> 热毒内盛肺痈瘥。

（桔梗 6g，甘草 6g，黄芩 4g，黄连 4g，黄柏 4g，栀子 4g，水煎服。）

本方以黄连解毒汤（黄芩、黄连、栀子、黄柏）清火泄热，加桔梗消痰结，促进痰液排出，甘草调和诸药，全方共奏清热解毒、化痰排脓之效。

4. 加味桔梗汤（《医学心悟》）

> 加味桔梗去芦头，
>
> 白及橘红葶苈同；
>
> 贝母苡仁甘草节，
>
> 再加银花祛肺脓。

〔桔梗（去芦头）12g，甘草节 12g，浙贝母 12g，橘红 9g，金银花 15g，薏苡仁 15g，甜葶苈子（微炒）3g，白及 3g，水煎服。〕

本方主治肺痈溃脓期，有清热解毒、化痰排脓之效。方中桔梗宣肺、祛痰，为排脓之主药，用量宜大；薏苡仁、浙贝母、橘红化痰散结排脓；金银花清热解毒；甘草节较之甘草清热解毒之力尤胜，主治痈疽疮毒，咽喉肿痛；白及凉血止血，甜葶苈子泻肺平喘，利水消肿。诸药共奏清热解毒、祛痰止咳、排脓消痈散结之功。

5. 沙参清肺汤（验方）

> 沙参清肺冬瓜子，
>
> 黄芪太子与白及；
>
> 合欢甘草桔苡仁，
>
> 主治肺痈恢复期。

（北沙参 10g，生黄芪 10g，太子参 10g，合欢皮 10g，白及 10g，生甘草 6g，桔梗 10g，薏苡仁 15g，冬瓜子 30g，水煎服。）

本方以北沙参滋阴润肺（北沙参较南沙参味微苦，苦则能降，故润肺之外兼有止咳顺气功效）；太子参、黄芪、白及益气生肌；冬瓜子清肺化痰，桔梗、薏苡仁、生甘草清热解毒排脓，以治在肺余邪；方用合欢皮，一者取其和血消肿之效，能和血活血，可治疗热毒伤及阴血，以防血伤留瘀；二者取其安神解郁之功，可安久病伤阴之心烦不寐。全方共奏滋阴、清余邪、化痰排脓、和血理伤之效。

6. 桔梗杏仁煎（《景岳全书》）

桔梗杏仁用甘草，

银翘红藤与枳壳；

贝母夏枯加百合，

恢复麦冬和阿胶。

（桔梗 3g，杏仁 3g，甘草 3g，金银花 6g，贝母 9g，枳壳 4.5g，红藤 9g，连翘 6g，夏枯草 6g，百合 6g，麦冬 6g，阿胶 6g，水煎服。）

本方乃桔梗汤之变方也，有清肺养阴、解毒化痰排脓之功。原治咳嗽吐脓、痰中带血，或胸膈隐痛，将成肺痈者。方中桔梗专入肺经，擅开宣肺气，祛痰排脓；杏仁上能降肺气、疏利开通以止咳平喘，下能降气宽胸利膈，与桔梗相须为用，使肺气宣降有度；金银花、连翘、红藤、夏枯草清肺解毒、消散痈肿；贝母、枳壳利肺化痰，散结排脓；阿胶、麦冬、百合养阴润肺，清热止血；甘草解毒和中，助枳、桔、杏、贝以祛痰止咳。诸药合用，共奏养肺滋阴、兼清脓毒之效。

五 哮证

【证治歌括】

哮因宿痰伏在肺,

外、饮、情、劳来触感。

见有发作辨寒、热,

寒哮射麻热定喘。

表寒里饮寒象甚,

小青龙汤自可选。

哮证剧甚密切察,

冷茶卧服紫金丹。

病久阴盛阳虚时,

频发鼻鸣如鼾低,

面苍肢冷脉沉细,

苏子降气汤可医。

以上皆为寒哮证,

再将热哮兼证记:

热盛伤阴虚实兼,

气急呛咳痰少黏,

麦门冬汤加沙、虫,

更有寒、热俱不显:

痰气壅实养亲汤,

另服控涎、皂荚丸。

缓解治分肺脾肾,

肺虚屏风脾六君,

肾虚八七统摄纳,

仍需辨证定乾坤。

解析

"哮因宿痰伏在肺，外、饮、情、劳来触感"：哮证的发生，为宿痰内伏于肺，复加外（外感）、饮（饮食）、情（情志）、劳（劳倦）等因素，引起的一种发作性的痰鸣气喘的疾患。以发作时憋喘，伴喉中哮鸣有声为特点。后世医家因为哮必兼喘，故一般通称为哮喘，而简名为哮证。

"见有发作辨寒、热，寒哮射麻热定喘"：哮证的辨证论治，首先分为发作期和缓解期。发作期是指哮喘发作时，这种情况一般突然而起，部分患者可有先兆症状，如鼻喉作痒、喷嚏、鼻流清涕、呼吸不畅、情绪不宁、胸中不舒等。但多数患者发无定时，只以夜间发作为多。

如果是发作期，首先要用中医辨证方法区分寒哮、热哮。寒哮用射干麻黄汤治疗，热哮用定喘汤治疗。

"表寒里饮寒象甚，小青龙汤自可选"：寒哮的治疗还要注意几种特殊的情况，第一种情况是表寒里饮证，但表寒的症状较甚者，此时射干麻黄汤温肺散寒的力量就显得不足了，可以选用小青龙汤治疗。

"哮证剧甚密切察，冷茶卧服紫金丹"：寒哮需要注意的第二种特殊情况是，如果症状剧甚（西医称为"哮喘持续状态"），这时一定要密切观察病情的变化，中医可以用冷茶冲服紫金丹来劫痰定喘，每服 5 ～ 10 丸（不超过 150mg），临卧前服用，如病情见缓可连服 5 ～ 7 日，若病情稳定，需停药数日后才能再服用。但是这种方法如果不能缓解病情，需及时请西医诊疗，应用吸氧、缓解支气管痉挛的西药或者糖皮质激素等。

"病久阴盛阳虚时，频发鼻鸣如鼾低，面苍肢冷脉沉细，苏子降气汤可医"：寒哮发作日久，出现阴盛阳虚的病理转归，表现为发作频繁，发作时喉中痰鸣如鼾、声低，面色苍白，汗出肢冷，脉沉细等。此时当标本兼治，在温阳补虚的同时兼用降气化痰的药物，方用苏子降气汤。

"以上皆为寒哮证，再将热哮兼证记"：前面歌括讲到的兼证都是寒哮的兼证（包括表寒里饮、哮证剧甚和病久阴盛阳虚三个兼证），下文再将热哮出现的兼证讲出来，以方便记忆。

"热盛伤阴虚实兼，气急呛咳痰少黏，麦门冬汤加沙、虫"：热哮的常见兼证是热哮日久引起的热盛伤阴证（这与寒哮日久的阴盛阳虚相对应），这种情况虚中夹实，表现为气急难续，呛咳，痰少而黏，伴有阴虚证的其他表现（如颧红、潮热、舌红少苔、脉细数等）。治疗可以麦门冬汤加沙参、冬虫夏草、五味子、川贝母、天花粉等以养阴清热、敛肺化痰。

"更有寒、热俱不显：痰气壅实养亲汤，另服控涎、皂荚丸"：哮证发作期，也有寒象和热象都不明显的情况，而主要表现为痰气壅实证，症见喘咳胸满、但坐不能卧、痰涎涌盛、喉如曳锯、苔厚浊、脉滑实等。治疗用三子养亲汤加厚朴、半夏、杏仁以降气化痰，另吞服皂荚丸，必要时可予控涎丹泻其壅痰。

以上是发作期辨证治疗的情况，下面的歌括再讲缓解期的治疗。

"缓解治分肺脾肾，肺虚屏风脾六君，肾虚八七统摄纳，仍需辨证定乾坤"：哮证的缓解期，哮与喘的表现俱不明显，或仅有轻微的哮喘，此时平喘是次要的，应以调治"宿痰"、根除病根为主。缓解期的调治目标是培补正气，根据患者的实际情况，分别从肺、脾、肾三脏着手。

　　患者肺虚明显者，以玉屏风散治疗，脾虚明显者，以六君子汤治疗，肾虚明显者，以八味肾气丸（又称金匮肾气丸）或七味都气丸治疗。

　　虽然哮证缓解期的肺虚、脾虚、肾虚各有特点，但临床上每多错杂并见，表现为肺脾气虚、肺肾气虚或肺肾阴虚、脾肾阳虚等，所以治分肺、脾、肾仅仅是缓解期辨证的总纲，医者仍需根据临床实际，以辨证论治的方法，细加区分个体情况，才能握定乾坤。

　　另外需要注意的是，哮证还有一种情况是"痰热内郁、风寒外束"（《类证治裁·哮证》），俗称"寒包热"，或"寒包火"，治疗可以定喘汤或大青龙汤化裁。

附方歌括及浅释

1. 射干麻黄汤（《金匮要略》）

> 射干麻黄亦治水，
> 不在发表在宣肺；
> 姜枣细辛款冬花，
> 紫菀半夏加五味。

　　（射干 6g，麻黄 9g，生姜 9g，细辛 3g，紫菀 6g，款冬花 6g，大枣 3 枚，半夏 9g，五味子 3g，水煎服。）

　　本方治证由痰饮郁结，肺气上逆所致，主见咳而上气，喉中有水鸡声。麻黄宣肺气，射干开痰结，生姜、细辛、半夏、紫菀、款冬花除痰下气，五味子收肺气，大枣养脾胃，使痰去气顺，自然咳止而喉中水鸡声亦除。

2. 定喘汤（《摄生众妙方》）

> 定喘麻果苓白皮，
>
> 半夏杏苏冬花草；
>
> 素有热痰兼风寒，
>
> 痰黄哮喘服之妙。

（白果 9g，麻黄 9g，苏子 6g，甘草 3g，款冬花 9g，杏仁 9g，桑白皮 9g，黄芩 6g，半夏 9g，水煎服。）

本方所治病证因素体痰热内蕴，又兼风寒外感所致。方中麻黄宣肺散邪以平喘，白果敛肺定喘而祛痰，共为君药，一散一收，既可加强平喘之功，又可防麻黄耗散肺气。苏子、杏仁、半夏、款冬花降气平喘，止咳祛痰，共为臣药。桑白皮、黄芩清泄肺热，止咳平喘，共为佐药。甘草调和诸药，是为使药。诸药合用，使肺气得宣，痰热得清，风寒得解，则喘咳痰多诸证自除。

3. 小青龙汤（《伤寒论》）

> 小青龙汤桂芍麻，
>
> 干姜辛夏草味加；
>
> 外兼风寒内停饮，
>
> 散寒蠲饮效堪夸。

（麻黄 9g，芍药 9g，细辛 3g，干姜 3g，炙甘草 6g，桂枝 6g，半夏 9g，五味子 3g，水煎服。）

本方主治风寒客表，水饮内停之证。方用麻黄、桂枝为君药，发汗解表，除外寒而宣肺气。干姜、细辛为臣药，温肺化饮，兼助麻、桂解表；佐药配以五味子敛气以防辛温发散、耗伤肺气；配芍药养血，以防温燥伤津；半夏祛痰和胃而散结，亦为佐药；炙甘草益气和中，又能调和辛散酸收之间，是兼佐、使之用。八味相配，使风寒解，水饮去，肺气复舒，宣降有权，诸证自除。

4. 紫金丹（《普济本事方》）

> 信砒一份豆豉十，
>
> 混研和丸效颇奇；
>
> 寒哮剧作喘愈脱，
>
> 冷茶卧服正当时。

［信砒 4.5g（研飞如粉），豆豉 45g（用水略润，少时，以纸沮干，研成膏）。上药用豆豉膏子和砒同杵极匀，丸如麻子大。每服15 丸或 10 丸，小儿量大小与之，并用冷茶吞下，临卧服，以知为度。］

本方有逐寒劫痰、止咳定喘之功。方中信砒辛酸大热，逐寒劫痰；豆豉善宣通胸中郁气，兼能解信砒之毒，二药相合可治多年肺气喘息咳嗽，晨夕不得眠者。注意信砒有大毒，不宜多服、久服。

5. 苏子降气汤（《太平惠民和剂局方》）

> 苏子降气夏胡朴，
>
> 甘草当肉少量服，
>
> 苏叶姜枣煎时加，
>
> 上实下虚咳喘除。

（苏子、半夏各 9g，当归 6g，前胡、厚朴各 6g，炙甘草 6g，肉桂 3g，生姜 2 片，大枣 1 个，苏叶 2g，水煎服。）

本方所治之喘咳证乃上实下虚者，上实指痰涎上壅于肺，下虚指肾阳虚乏于下。方以苏子降气祛痰、止咳平喘为君；半夏、厚朴、前胡祛痰平喘，为臣；少量肉桂温肾祛寒、纳气平喘；当归既养血平肝，同肉桂以温补下虚，又能治咳逆上气；略加生姜、苏叶以散寒宣肺，共为佐药；甘草、大枣和中调药，为使药。本方虽治上顾下，但急则治标，究以降气平喘以治上实为主，温肾纳气治下虚为辅。

6. 麦门冬汤（《金匮要略》） 见前文"三、肺痿"内容。

7. 三子养亲汤（《韩氏医通》） 见前文"二、咳嗽"内容。

8. 控涎丹（《三因极一病证方论》）

控涎丹用遂戟芥，

攻逐痰涎效不差。

［甘遂（去心）、大戟（去皮）、白芥子各等分，为细末，面糊为丸，梧桐子大，每服 5～10 丸，临卧姜汤送下。］

本方又名子龙丸、妙应丸，为十枣汤中去芫花、大枣，加白芥子组成。可祛痰逐饮，主治痰饮伏在膈上下，忽然颈项、胸背、腰胯隐痛不可忍，夜间喉中痰鸣，多流涎唾者。方中白芥子辛温，善治皮里膜外、胸膈间之痰涎，与甘遂、大戟合用，擅长于祛痰逐饮，且改汤为丸，其力较缓。

9. 皂荚丸（《金匮要略》）

浊痰上气坐难眠，

痛势将成壅又坚；

皂荚蜜丸调枣下，

绸缪须在雨之前。

（皂荚 240g，研为细末，炼蜜为丸。每次 9g，每日 4 次，红枣汤送服。）

本方主治痰浊壅肺证，症见咳逆上气、时时吐浊痰，但坐不得卧。方中皂荚味辛咸，性悍而专攻浊痰，善宣壅利窍，以大枣汤服，既能缓皂荚之峻猛，又能固护脏腑之正气。二药合用，祛除壅阻之浊痰又不伤正气。

10. 玉屏风散（《丹溪心法》）

> 玉屏组合少而精，
>
> 芪术防风鼎足形；
>
> 表虚汗多易感冒，
>
> 固卫敛汗效特灵。

（防风、黄芪各 30g，白术 60g，研末，每服 6～9g，每日 2 次，开水送服，亦可按原方用量比例酌减煎服。）

本方主治表虚自汗证。方中黄芪益气固表，为君药；白术健脾益气，助黄芪以加强益气固表之功，为臣药；防风走表祛风并御风邪，为佐使药。黄芪得防风，固表而不留邪；防风得黄芪，祛邪而不伤正，实系补中有散，散中有补之意。

11. 六君子汤（《医学正传》）

> 四君子汤中和义，
>
> 参术茯苓甘草比；
>
> 益以夏陈名六君，
>
> 健脾化痰又理气。

（人参 10g，白术 9g，茯苓 9g，炙甘草 6g，半夏 12g，陈皮 9g，水煎服。）

本方有健脾止呕之效，主治脾胃气虚兼见痰湿证，乃四君子汤加半夏、陈皮而成。四君子汤以人参为君，大补元气，健脾养胃；白术为臣，苦温健脾燥湿，佐以茯苓，甘淡渗湿健脾，且苓、术同用，健脾除湿之功更强，促其运化；炙甘草甘温调中；半夏、陈皮为二陈汤主药，有祛痰止呕之功，对脾虚兼见痰湿尤为切证。

12. 八味地黄丸（《金匮要略》）

肾气丸补肾阳虚，

地黄山药及茱萸；

苓泽丹皮合桂附，

水中生火在温煦。

（熟地黄 240g，山药 120g，山茱萸 120g，泽泻 90g，茯苓 90g，牡丹皮 90g，桂枝 30g，炮附子 30g，混合研细，炼蜜为丸，每丸重 15g，早、晚各服 1 丸，开水送下，或据原方比例酌情增减，水煎服。）

本方又名金匮肾气丸或肾气丸，主治肾阳不足证，即滋阴名方六味地黄丸加少量桂枝、附子温补肾中之阳，意在微微生长少火以生肾气，故名。《医宗金鉴·删补名医方论》引柯琴语："此肾气丸纳桂附于滋阴剂中十倍之一，意不在补火，而在微微生火，即生肾气也。"本方配伍属于阴中求阳，目的在于"益火之源，以消阴翳。"

13. 七味都气丸（《医宗己任编》）

六味地黄益肾肝，

山药丹泽萸苓掺；

六味再加五味子，

丸名都气虚喘安。

（熟地黄 24g，山药 12g，山茱萸 12g，泽泻 9g，茯苓 9g，牡丹皮 9g，五味子 6g，水煎服。）

本方又名都气丸，主治肾阴虚、肾不纳气导致的虚喘、呃逆之证，即六味地黄加五味子而成。方以六味地黄丸滋补肾阴，五味子收敛纳气，配合应用共奏滋肾纳气之效。

14. 大青龙汤（《伤寒论》）

> 大青龙用桂麻黄，
>
> 杏草石膏姜枣藏；
>
> 太阳无汗兼烦躁，
>
> 解表清热此为良。

（麻黄 12g，桂枝 4g，炙甘草 5g，杏仁 6g，生石膏 12g，生姜 9g，大枣 3 枚，水煎服。）

本方功用发汗解表，清热除烦。治证为风寒束表，卫阳被遏，兼见里热所致。方中麻黄、桂枝、生姜辛温发汗以散风寒，使在表之邪从汗而散；炙甘草、生姜、大枣甘温补脾胃、益阴血，以充汗源，生石膏甘寒清解里热，与麻黄配伍能透达郁热；杏仁配麻黄，一散一收，宣降肺气利于达邪外出。本方特点寒热并用，表里同治，一则使邪在表者汗而发之；二则发中寓补，汗出有源，祛邪而不伤正。

六 喘证

喘证首审虚与实，
实证有五虚证二。
实治在肺喜呼出，
虚喘肺肾乐在吸。
风寒袭肺麻黄汤，
表寒里热麻甘石，
痰浊阻肺二三合，
痰热郁肺桑白皮，
更有五磨饮子证，
郁怒伤肝肺气痹。
再论虚喘着肺肾，
肺虚生脉补肺汤。
金匮肾气参蛤散，
肾虚证治至此详。
如兼标实痰浊壅，
上实下虚苏子降；
阳虚饮停凌心肺，
真武加桂芪葶防；
肺衰心肾阳衰脱，
参附送服黑锡丹；
肾虚证下此三证，
更加记忆方称全。

"喘证首审虚与实，实证有五虚证二"：喘证是指呼吸困难，甚至张口抬肩，鼻翼煽动，不能平卧为特征的一种肺系疾病。关于喘证的辨证论治，《景岳全书·喘促》篇说："气喘之病，最为危候，治失其要，鲜不误人，欲辨之者，亦惟二证而已。所谓二证者，一曰实喘，一曰虚喘也……实喘者有邪，邪气实也；虚喘者无邪，元气虚也。"从而把喘证归纳为虚实两大类，作为辨治的纲领。现代中医临床在将喘证分为实喘和虚喘的基础上，不断完善和发展，又将实喘细分为五个辨证分型，将虚喘细分为两个辨证分型。

"实治在肺喜呼出，虚喘肺肾乐在吸"：实喘与虚喘的病位和临床表现均大不相同：实喘主要责之于肺，呼吸深长有余，但以呼出为快；虚喘主要责之于肺、肾二脏，呼吸短促难续，但以深吸为快。因此，实喘的治疗主要在肺，治予祛邪利气，区别寒、热、痰的不同而有五种辨证分型；虚喘治在肺、肾，而以肾为主，治予培补摄纳，而主要分为两个证型。

"风寒袭肺麻黄汤，表寒里热麻甘石"：实喘的第一个证型是风寒袭肺型，治疗用麻黄汤加减，第二个证型是表寒里热型，治疗用麻杏甘石汤加味。

"痰浊阻肺二三合，痰热郁肺桑白皮"：实喘的第三个证型是痰浊阻肺型，治疗用二陈汤合三子养亲汤加减（歌括中的二三即是指这两个方子），第四个证型是痰热郁肺型，治疗用桑白皮汤加减。

"更有五磨饮子证，郁怒伤肝肺气痹"：实喘还有一个证型，也就是第五个证型是由于郁怒伤肝、肝气冲逆犯肺导致的肺气不降（即五行学说中的木火刑金），这一证型称为肺气郁痹型，治疗用开郁降气的五磨饮子加减。

以上五种证型都属于实喘证治，接下来歌括转论虚喘的证治。

"再论虚喘着肺肾，肺虚生脉补肺汤"：如前所述，虚喘的论治责之于肺、肾两脏，肺虚导致的虚喘，治疗以生脉散合补肺汤加减。

"金匮肾气参蛤散，肾虚证治至此详"：肾虚导致的虚喘，治疗以金匮肾气丸、参蛤散加减。前者以温补肾阳为主，后者以纳气归肾为主。

"如兼标实痰浊壅，上实下虚苏子降"：喘证的临床，常常虚实夹杂。如果肾虚兼有标实，也就是患者在肾虚的同时伴见痰浊壅肺，这就形成了"上实下虚"的喘证证候，治疗用苏子降气汤。

"阳虚饮停凌心肺，真武加桂芪葶防"：如阳虚饮停，水饮上凌心肺，患者表现为喘咳心悸、肢体水肿、尿少，就种情况近似于西医学所说的肺源性心脏病，治疗可用真武汤加桂枝、黄芪、防己、葶苈子、万年青根等。

"肺衰心肾阳衰脱，参附送服黑锡丹"：如果喘逆非常严重，患者张口抬肩，不能平卧，同时伴见心慌悸动，烦躁不安，面青唇紫，汗出如珠，四肢发凉，严重者还可以出现意识模糊等表现。这种情况中医认为是肺气欲竭、心肾阳衰的喘脱危象，治疗急用参附汤送服黑锡丹、蛤蚧粉来扶阳固脱、镇摄肾气。但这种情况大多属于西医学的呼吸衰竭、肺性脑病，需请西医急诊，以最大可能地救治生命。

"肾虚证下此三证，更加记忆方称全"：论治肾虚证的虚喘时，还需要考虑到上述的三种情况，即肾虚为本兼痰涎壅肺的标实、肾阳虚水饮上凌心肺、肺气欲竭兼心肾阳衰，再参考这三种情况记忆，才能算得上全面掌握。

附方歌括及浅释

1. 麻黄汤（《伤寒论》）

> 麻黄汤中用桂枝，
>
> 杏仁甘草四般施；
>
> 发热恶寒头项痛，
>
> 喘而无汗服之宜。

［麻黄（去节）6g，桂枝 4g，杏仁（去皮尖）9g，炙甘草 3g，水煎服。］

本方主治风寒袭表，肺气不宣。方中麻黄味苦、辛，性温，为肺经专药，能发越人体阳气，有发汗解表、宣肺平喘之功，用为君药；桂枝温经散寒，能透营达卫，助麻黄发汗解表，并能除身痛，为臣药，麻黄得桂枝，一发卫分之郁，一透营分之邪；杏仁降肺气、散风寒为佐药；同麻黄一降一宣，增强解郁平喘之功。炙甘草既能调和宣降之麻、杏，又能缓和麻、桂相合的峻烈之性，使汗出不致过猛而伤耗正气，是使药而兼佐药之义。诸药相合，共奏发汗解表、宣肺平喘之功。

2. 麻杏甘石汤（《伤寒论》）

> 麻杏甘草石膏汤，
>
> 四药组合有专长；
>
> 肺热壅盛气喘急，
>
> 辛凉疏泄此法良。

［麻黄（去节）5g，杏仁（去皮尖）9g，炙甘草 6g，生石膏

18g，水煎服。]

本方主治证由风热袭肺，或风寒郁而化热，壅遏于肺所致。麻黄为君，宣肺而泄邪热，是"火郁发之"之义；生石膏为臣，因其辛甘大寒，且用量倍于麻黄，麻黄得石膏，宣肺而不助热，石膏得麻黄清肺而不留邪，是相制为用。杏仁降肺气，用为佐药，助麻黄、石膏清肺平喘；炙甘草既能益气和中，又与石膏合而生津止渴，更能调和于寒温宣降之间，所以是佐使药。

3. 二陈汤（《太平惠民和剂局方》） 见前文"二、咳嗽"内容。

4. 三子养亲汤（《韩氏医通》） 见前文"二、咳嗽"内容。

5. 桑白皮汤（《景岳全书》）

> 桑白皮汤痰热了，
>
> 芩连山栀将火扫；
>
> 苏子杏仁降肺逆，
>
> 贝母半夏用之巧。

（桑白皮 15g，半夏 10g，苏子 10g，杏仁 10g，浙贝母 10g，栀子 10g，黄芩 12g，黄连 3g，生姜 3 片，水煎服。）

本方主治肺经热甚，咳嗽痰多，胸满气粗之证。桑白皮泻肺平喘、利水；半夏、生姜燥湿化痰；苏子、杏仁降气化痰、止咳平喘；贝母清热化痰；栀子、黄芩、黄连清热泻火、燥湿。全方共奏清热泻肺、化痰平喘的作用。

6. 五磨饮子（《医便》）

> 四磨饮治七情侵，
>
> 人参乌药沉香槟；
>
> 四味浓磨煎汤服，
>
> 破气降逆喘自平。

去参加入木香枳，

五磨理气力非轻。

（木香 6g，乌角沉香 6g，槟榔 9g，枳实 9g，台乌药 9g，以白酒磨服，或水煎服。）

本方即四磨饮去人参，加入木香、枳实而成，主治体壮气实之人大怒暴厥，或七情郁结所致气滞、气逆，表现为心腹胀痛，或走注攻痛。方中乌药行气疏肝以解郁；沉香顺气降逆以平喘；槟榔行气化滞以除满；木香、枳实行气开郁以止痛。本方力猛气峻，仅宜于体壮气实而结郁较甚者。

7. 生脉散（又名生脉饮）（《内外伤辨惑论》）

生脉麦味与人参，

保肺生津又提神；

气少汗多兼口渴，

病危脉绝急煎斟。

（人参 10g，麦冬 15g，五味子 6g，每剂煎 3 次，1 天内服完。）

本方所治，为暑热汗多，耗气伤津；或久咳肺虚，气阴两伤之证。方中人参甘平补肺，大扶元气为君；麦冬甘寒养阴生津，清虚热而除烦为臣；五味子酸收敛肺止汗为佐使，即"肺欲收，急食酸以收之"之义。全方共奏补肺、养心、滋阴之功，而有益气、生津之效。

8. 补肺汤（《永类钤方》）

补肺桑皮熟地参，

黄芪紫菀五味群；

肺肾两虚致劳嗽，

清火化痰益肺肾。

（桑白皮、熟地黄各15g，人参、黄芪、紫菀、五味子各8g，水煎服。）

本方主治肺肾两虚之咳嗽无力、骨蒸劳热。方中熟地补血滋肾阴为君，壮水之主以制阳光；人参、黄芪益气补肺，五味子收敛肺气以止咳共为臣药；桑白皮泻肺平喘，紫菀化痰止咳为佐，使补中有泻，温中有寒。诸药合用，以补益肺肾，制虚火上炎。

9. 金匮肾气丸 见前文"五、哮证"内容中"八味肾气丸"。

10. 参蛤散（《济生方》）

> 参蛤散是济生合，
>
> 人参蛤蚧同研磨；
>
> 宜将蛤蚧去头足，
>
> 肺肾得补治喘疴。

（蛤蚧1对，去头足，人参9g，共研细末，每服1～2g，每日2～3次，宜空腹服。）

本方与《卫生宝鉴》之罗氏人参蛤蚧散不同，只取人参、蛤蚧同研细粉冲服，治疗肺肾两虚之咳喘气促、语言无力、声音低微者。方中人参大补元气而益肺脾，蛤蚧入肺、肾经，补肾纳气而定喘。二药相合，宜于肺肾两虚所致的虚喘证。

11. 苏子降气汤（《太平惠民和剂局方》） 见前文"五、哮证"内容。

12. 真武汤（《伤寒论》）

> 真武汤壮肾中阳，
>
> 苓芍术附加生姜；
>
> 少阴腹痛寒水聚，
>
> 悸眩瞤惕急煎尝。

（茯苓 9g，芍药 9g，白术 6g，生姜 9g，炮附子 9g，水煎服。）

本方治疗脾肾阳虚，水气内停之证。方中以附子为君，取其大辛大热，温肾暖土之功，臣以茯苓之甘淡渗利，健脾渗湿，以制水邪；生姜辛温，既助附子之温阳散寒，又伍茯苓以温散水气；佐以白术健脾燥湿，以扶脾之运化；其用白芍者，一者取其利小便，二者取其缓急止腹痛。诸药相伍，温中有散，利中有化，脾肾双补，阴水得制，故为脾肾阳虚、寒水为病的有效方剂。

13. 参附汤（《正体类要》）

（人参 9g，炮附子 6g，水煎服。）

本方主治阳气暴脱之证，为峻补阳气之剂，常用于急救。方以人参益气固脱，附子纯阳之品，补益命门之火，二药相合，效专力宏，凡大病虚极欲脱，产后或月经暴行崩注，或痈疡久溃，血脱亡阳等，均可以本方救治。

14. 黑锡丹（《太平惠民和剂局方》）

黑锡丹中蔻硫黄，

桂附楝木沉茴香；

芦巴故纸阳起石，

降逆平喘镇浮阳。

（川楝子、葫芦巴、木香、炮附子、肉豆蔻、破故纸、沉香、茴香、阳起石各 30g，肉桂 15g，黑锡、硫黄各 60g，依法做丸，每服 3～9g，温开水送下。）

本方主治真阳不足，下元虚冷，肾水失制而上泛为痰，或见虚阳上浮之证。方中黑锡质重甘寒，镇摄浮阳，降逆平喘；硫黄性热味酸，温补命门之火，暖肾消寒。二药相须，水火并补，标本兼顾，并为君药。附子、肉桂温肾助阳，并为臣药。茴香、沉香、肉豆蔻温中调气，降逆除痰，兼能暖肾，共为佐药。又恐诸药温燥太过，故用一味苦寒之川楝子既能监制诸药，又有疏利肝气之功。诸药配合，可使真阳充，下元温，喘促平，厥逆回，冷汗止，气归肾中。

七 肺胀

肺病迁延不得愈，

肺气胀满闷如塞，

上气痰多心烦躁，

甚或喘脱证危哉。

病理一为痰浊饮，

一为血瘀两相兼。

初期在肺继脾肾，

后期及心命多难。

肺脾痰浊与痰热，

浊以苏子、三、六汤，

痰化为饮表寒起，

意仿小青桂麻黄；

饮郁化热烦躁喘，

小青更加石膏凉。

痰热越婢加半夏，

或用桑白皮汤良。

及心痰蒙神窍证，

涤痰汤另服二宝；

肺肾同病气虚证，

平喘固本、补肺敷；

更有阳虚水泛型，

真武、五苓合同妙。

若见喘危阳气脱，

参附送服蛤、黑效。

43

◇ 解析 ◇

"**肺病迁延不得愈，肺气胀满闷如塞，上气痰多心烦躁，甚或喘脱证危哉**"：肺胀这种病，是多种慢性肺系疾病反复发作迁延不愈，导致肺气胀满，不能敛降的一种病证。临床表现为胸部胀闷如塞，喘咳上气、痰多、烦躁，甚或出现喘脱等危重证候。

"**病理一为痰浊饮，一为血瘀两相兼**"：《丹溪心法·咳嗽》篇："肺胀而咳，或左或右不得眠，此痰挟瘀血碍气而病。"提示该病的病理因素主要是痰浊水饮与血瘀互为影响，兼见同病。

"**初期在肺继脾肾，后期及心命多难**"：肺胀病变，首先在肺，继则影响脾、肾，后期病及于心，从而出现心肾阳虚喘脱的危候。记忆肺胀一病的辨证分型，便是先从肺脾同病证候分析，再是涉及心的证候，以及肺肾同病这一主线来记忆。

"**肺脾痰浊与痰热，浊以苏子、三、六汤**"：肺脾同病的证型，有痰浊（痰浊壅肺）证和痰热（痰热郁肺）证两个证型。其中痰浊（痰浊壅肺）证的治疗以苏子降气汤、三子养亲汤、六君子汤加减。以上三方中，苏子降气汤偏温，宜于寒痰喘咳，三子养亲汤偏降，宜痰浊上涌的喘咳，而六君子汤偏补，宜于脾虚证候突出者。

"**痰化为饮表寒起，意仿小青桂麻黄；饮郁化热烦躁喘，小青更加石膏凉**"：在痰浊壅肺这一证型中，如果痰从寒化为饮，外兼表寒者，治疗宗小青龙汤意加麻黄、桂枝、细辛、干姜散寒化饮；如果饮郁化热，症见烦躁而喘，治疗用小青龙汤加石膏兼清郁热。

"**痰热越婢加半夏，或用桑白皮汤良**"：上面讲了肺脾同病中的痰浊（痰浊壅肺）证，还有一个证型是痰热（痰热郁肺）证，治疗以越婢加半夏汤或桑白皮汤加减。前方宣肺泄热，用于痰热郁肺，外有表邪者；后方清肺化痰，用于痰热壅肺、喘急胸满者。

"及心痰蒙神窍证，涤痰汤另服二宝"：肺胀日久延及心脏时，因心主神明，所以会出现痰蒙神窍这一证型，治疗以涤痰汤冲服中医学的"二宝"，即安宫牛黄丸或至宝丹。至宝丹和安宫牛黄丸均可清心开窍，但前者偏于化痰，后者偏于清热。

"肺肾同病气虚证，平喘固本、补肺熬"：病情演变成肺肾同病时，首见肺肾气虚这一证型，治疗以平喘固本汤、补肺汤加减。前方补肺纳肾，降气化痰，后方功专补肺益气，用于肺脏虚弱较甚者。

"更有阳虚水泛型，真武、五苓合同妙"：肺胀一病的后期，可以导致肺、脾、肾阳气衰微，从而出现阳虚水泛的证型，治疗以真武汤合五苓散加减。前者温阳利水，用于脾肾阳虚之水肿，后方通阳利水，配合真武汤可以加强利尿消肿的作用。

"若见喘危阳气脱，参附送服蛤、黑效"：如果阳气虚衰较重则会出现喘脱的危象，这时急以参附汤送服蛤蚧粉或黑锡丹以补气纳肾、回阳固脱，必要时急请西医会诊，参与抢救，以最大程度挽救患者。抢救成功，病情稳定阶段，可以常服皱肺丸调理。

附方歌括及浅释

1. 苏子降气汤（《太平惠民和剂局方》）见前文"五、哮证"内容。

2. 三子养亲汤（《韩氏医通》）见前文"二、咳嗽"内容。

3. 六君子汤（《医学正传》）见前文"五、哮证"内容。

4. 小青龙汤（《伤寒论》）见前文"五、哮证"内容。

5. 越婢加半夏汤（《金匮要略》）

> 越婢汤中有石膏，
>
> 麻黄生姜加枣草；
>
> 风水恶风一身肿，
>
> 水道通调肿自消。
>
> 加入半夏散痰结，
>
> 宣肺清热功效高。

（麻黄18g，石膏24g，生姜9g，大枣15枚，炙甘草6g，半夏12g，水煎服。）

本方治疗饮热内蕴、复感风邪所致肺胀。方中麻黄宣肺平喘、发散风邪为君；臣以石膏清泄内热；佐以半夏降逆散结，燥化痰湿；更以生姜之辛散，外配麻黄发越水气，内助半夏降逆化饮；大枣补脾制水，与生姜合用，调和营卫；使以甘草调和诸药，且缓麻黄之散、石膏之寒，使攻邪而不伤正。

6. 桑白皮汤（《景岳全书》） 见前文"六、喘证"内容。

7. 涤痰汤（《济生方》）

> 涤痰汤有夏橘草，
>
> 参苓竹茹枳姜枣；
>
> 胆星菖蒲齐配入，
>
> 主治风痰迷心窍。

（姜半夏、胆南星各8g，橘红、枳实、茯苓各6g，人参、菖蒲各3g，竹茹2g，甘草2g，加姜枣，水煎服。）

本方有涤痰开窍之效，主治中风痰迷心窍，舌强不能言。方用半夏、茯苓、橘红、胆南星涤痰息风；竹茹、枳实清热化痰利膈；菖蒲开窍化痰；人参扶正，兼能安神。全方共奏涤痰开窍之效。

8. **安宫牛黄丸（《温病条辨》）** 见后文"三十五、中风"内容。

9. **至宝丹（《太平惠民和剂局方》）** 见后文"三十五、中风"内容。

10. **平喘固本汤（南京中医药大学第一附属医院验方）**

> 平喘胡桃苏橘红，
>
> 党参半夏坎脐冬；
>
> 沉香五味磁虫草，
>
> 肺肾双疗固本雄。

（党参15g，五味子6g，冬虫夏草6g，胡桃肉12g，灵磁石18g，沉香、坎脐、苏子各15g，款冬花12g，法半夏12g，橘红6g，水煎服。）（注：坎脐即脐带）

本方主治肺胀，肺肾气虚，喘咳有痰者。药用党参、炙甘草补肺；冬虫夏草、胡桃肉、坎脐益肾；五味子敛肺气；灵磁石、沉香纳气归元；款冬花、苏子、法半夏、橘红化痰降气。全方共奏补肺纳肾、降气化痰之效。

11. **补肺汤（《永类钤方》）** 见前文"六、喘证"内容。

12. **真武汤（《伤寒论》）** 见前文"六、喘证"内容。

13. **五苓散（《伤寒论》）**

> 五苓散治太阳腑，
>
> 白术泽泻猪苓茯；
>
> 桂枝化气兼解表，
>
> 小便通利水饮逐。

（猪苓9g，泽泻15g，白术9g，茯苓9g，桂枝6g，水煎服。）

《伤寒论》原用本方治太阳表邪未解，内传太阳之腑，以致膀胱气化不利，遂成太阳经腑同病之蓄水证。方中重用泽泻为君，取其甘淡性寒，直达膀胱，利水渗湿；臣以茯苓、猪苓之淡渗，增强利水蠲饮之功；加白术健脾气而运化水湿；佐以桂枝一药二用，既外解太阳之表，又内助膀胱气化。五药合用，使水行气化，表解脾健，而蓄水留饮诸疾自除。

14. 参附汤（《**正体类要**》） 见前文"六、喘证"内容。

肺痨阴虚为基本，
阴损及气又及阳。
肺阴亏损月华用，
百合、秦艽虚火旺。
气阴耗伤服保真，
阴阳两虚补阴阳，
方用补天大造丸，
能否回天待考量。

解析

"肺痨阴虚为基本，阴损及气又及阳"：肺痨是具有传染性的慢性虚弱疾患，由于劳损在肺，故称肺痨。本病即西医学所称的结核，中医学记载虽久，始自《黄帝内经》，但历代病名变迁不一，"使学者多惑于岐"（李中梓语）。其中，值得重视的几点如下：元代葛可久《十药神书》收载十方，为我国现存的第一部治疗肺痨专著。《丹溪心法》倡"痨瘵主乎阴虚之说"，突出了病理重点，确立了滋阴降火的治疗大法；《医学入门》概要总结了本病的六个主证，即"潮、汗、咳嗽、或见血、或遗精、泄分轻重"（现代中医则参考西医肺结核的诊断标准，将本病特点概括成四大主症，即咳嗽、咯血、潮热、盗汗。）《医学正传》确立了杀虫与补虚是治疗本病的两大治疗法则（现代中医学亦将补虚培元、治痨杀虫作为该病治疗的两大原则）。

统观历代中医对肺痨的研究，可以将肺痨的病理性质概括为：

以阴虚为基本，久病可导致气阴两虚，甚则阴损及阳而出现阴阳俱虚。"阴虚—气阴两虚—阴阳两虚"这一主线正是肺痨辨证分型的线索。

"肺阴亏损月华用，百合、秦鳖虚火旺"：肺阴虚证，如果单纯肺阴亏损（虚火的表现不明显），治疗以月华丸加减；阴虚火旺证，则以百合固金汤合秦艽鳖甲散加减。

"气阴耗伤服保真"：病情发展到气阴耗伤时，治疗以保真汤加减。

"阴阳两虚补阴阳，方用补天大造丸，能否回天待考量"：病情再进一步发展，到了阴阳两虚的程度，以补天大造丸加减治疗。虽然中医治疗本病有较为系统、清晰的思路，但单纯中药能否"回天"（"回天"指使患者康复）还是很值得商榷的，所以本病一旦确诊，最好用西医学规范的抗结核药物治疗，而以中药作辅助。

附方歌括及浅释

1. 月华丸（《医学心悟》）

> 月华丸方擅滋阴，
> 二冬二地沙贝苓；
> 山药百部胶三七，
> 獭肝桑菊保肺金。

（天冬 30g，麦冬 30g，生地 30g，熟地 30g，山药 30g，百部 30g，沙参 30g，川贝母 30g，阿胶 30g，茯苓 15g，獭肝 15g，三七 15g，用白菊花 60g，桑叶 60g，熬膏，将阿胶化入膏内，和药粉，稍加炼蜜为丸，每丸重 15g，每服 1 丸，含化，每日服 3 次。）

本方滋阴润肺，镇咳止血，主治肺肾阴虚，久咳或痰中带血及劳瘵久嗽，因肺属阴，又为五脏之华盖，犹如月亮之光彩华美，故名月华丸。方以二地、二冬、沙参滋养肺阴，兼清虚热，为君；阿胶、三七止血，以治疗肺内阴火灼烧，导致的咯血；百部、川贝止咳且能润肺，以上共为臣药；茯苓、山药健脾，含培土生金之意；桑叶、菊花清肝，以防木火刑金，共为佐药；獭肝具有益肺、补肝肾、明目、止血之功效，为治疗虚劳羸瘦，肺虚、肺痨咳嗽，见潮热盗汗、目翳、夜盲、咯血的要药，亦为佐助药。全方共奏滋阴、清热、培土、清肝、止血之功。

2. 百合固金汤（《医方集解》）

百合固金二地桔，

麦玄草芍归贝母；

肺肾阴虚咳带血，

养阴润肺诸症愈。

（生地 6g，熟地 9g，麦冬 5g，百合 3g，炒白芍 3g，当归 3g，川贝母 3g，甘草 3g，玄参 3g，桔梗 3g，水煎服。）

本方肺肾同治，金水相生，主治肺肾阴虚所致咳痰带血，咽喉燥痛。方以百合为君，润肺清热止咳，以二地、麦冬、玄参为臣，二地滋阴补肾，生地又能凉血止血，麦冬清热养阴，润肺止咳，玄参滋肾阴，清降虚火，又能利咽。佐以当归、白芍养血益阴柔肝，制木之亢，川贝母清热润肺，止咳化痰，桔梗宣肺化痰，止咳利咽。使以甘草调和诸药，与桔梗合用，更利咽喉。诸药合用，滋阴降火治其本，化痰止咳治其标，标本同治。肺肾并治，兼调肝木，蕴五行生克之理。

（注：本方在不同版本中方释不同，有以生地、熟地为君，有以百合为君，此处参考后者。）

3. 秦艽鳖甲散（《卫生宝鉴》）

秦艽鳖甲治风劳，

地骨柴胡及青蒿，

当归知母乌梅合，

止嗽除蒸敛汗超。

（地骨皮 30g，柴胡 30g，鳖甲 30g，秦艽 15g，知母 15g，当归 15g，上药为粗末，每服 15g，加青蒿 9g、乌梅 9g，水煎，早晨空腹及睡前各服 1 次。）

本方主治风劳病。风劳是由外受风邪，失治传里，耗损阴血而致的骨蒸劳热。方用知母、鳖甲滋阴清热，当归补血和血，用秦艽、柴胡祛风邪，使之能从外解，配地骨皮、青蒿除内热以退骨蒸。用乌梅敛汗止汗，兼收滋阴清热之功。养阴清热与透解散风并进，所以骨蒸劳热可以渐渐消退。

4. 保真汤（《劳证十药神书》）

保真肺痨气阴亏，

参芪术草二地归；

二苓二芍二冬柴，

陈朴骨莲知柏味。

（当归 9g，人参 9g，生地黄 9g，熟地黄 9g，白术 9g，黄芪 9g，赤茯苓 4.5g，白茯苓 4.5g，天冬 6g，麦冬 6g，赤芍 6g，白芍 6g，知母 6g，黄柏 6g，五味子 6g，柴胡 6g，地骨皮 6g，甘草 4.5g，陈皮 4.5g，厚朴 4.5g，上为粗末，加生姜 2 片、大枣 5 枚、莲心 5 枚同煎，去滓，食前服，每日 3 次，与保和汤间服。）

本方主治劳证骨蒸体虚，潮热盗汗。用人参、黄芪、炒白术、茯苓、炙甘草补益肺脾之气；配天冬、麦冬、生地、熟地育阴养荣，填补精血；加柴胡、当归、白芍以疏肝养肝；地骨皮、知母以滋阴退热。诸药共用，有益气养阴、兼清虚热之功。

5. 补天大造丸（《医学心悟》）

> 补天大造治虚劳，
>
> 参芪术归枣白芍；
>
> 龟鹿用胶河车远，
>
> 枸杞熟地苓山药

[人参60g，炙黄芪90g，远志40g，酒白芍40g，炒山药40g，茯苓40g，龟甲240g，鹿角300g，熟地黄120g，酒当归40g，炒酸枣仁40g，炒白术90g，枸杞子120g，紫河车1具（约50g）。上药先将龟甲、鹿角熬膏，余药研细粉，入龟鹿胶中和匀，加炼蜜为丸，每早温水冲服12g，每日1次。现代用法：水煎服，每日2次，用量按原方比例酌情增减。]

本方滋阴益气，延年益寿，主治虚烦之人。方中以人参、炙黄芪、山药、白术、鹿角益气温阳；白芍、龟甲、熟地、当归、枸杞子滋阴养血；远志、茯苓养心安神，以防虚劳日久，心神失养而不眠；尤以紫河车血肉有情之品，有补气、养血、益精之效，是治疗虚损、羸瘦的要药。全方气血阴阳共补，又有紫河车、龟甲、鹿角等血肉有情之品，使补而不过；且做丸尤其宜于缓补、长期服用。

痰饮分痰、溢、支、悬，

　停留胃肠谓之痰，

　淫溢肢体为溢饮，

　水流胁下即称悬，

　支撑胸胁支饮称，

　治皆温化参其间。

　先论痰饮着脾、胃，

　脾阳虚弱苓、半汤；

　甘半、己椒苈黄丸，

　主治痰饮留胃肠。

　溢饮无汗身疼重，

　风水水肿汗恶风，

　详参两者同中异，

　溢饮治用小青龙。

　悬饮症类胸膜炎，

　邪犯胸肺转侧难，

　柴枳半夏和解用，

　饮停胸胁枣、控涎；

　络气不和病程久，

　胸闷、胸痛阴雨忧，

　香附旋覆花汤服，

理气和络一病瘳（音 chōu，

　病愈的意思）。

　阴虚内热泻白散，

沙参麦冬亦可用。

再论支饮参慢支，

寒饮伏肺小青龙；

体虚表证不著者，

苓甘五味姜辛行；

饮多寒少外无表，

葶苈大枣泻肺宗；

邪盛正虚饮化热，

木防己汤可建功。

脾肾阳虚病缓时，

肾气、苓桂术甘能。

《金匮》据脉断预后，

久病脉弱病可瘳；

脉反实大而数者，

正衰邪盛属危候；

脉弦而数亦难治，

心了病情可无忧。

解析

　　"痰饮分痰、溢、支、悬"：痰饮是指体内水液输布运化失常，停积于身体某些部位的一类病证。根据其停积的部位不同，而分为痰饮、溢饮、支饮、悬饮四类。

　　《金匮要略》首创痰饮病名，并列专篇论述。其将痰饮作广义和狭义之分，广义者是诸饮的总称，狭义者是指以上四种分类中的一个类型。

"**停留胃肠谓之痰，淫溢肢体为溢饮，水流胁下即称悬，支撑胸胁支饮称**"：狭义概念的痰饮，是特指水饮停留于胃肠者，而淫溢肢体者为溢饮，水饮流于胁下者为悬饮，支撑胸肺者为支饮。

"**治皆温化参其间**"：无论哪一种类型的痰饮，治疗都当以温化为原则，即所谓"病痰饮者当以温药和之"。

"**先论痰饮着脾、胃**"：狭义的痰饮是水饮停积于胃肠所致，导致这一病理现象的原因，多由于脾阳虚弱，不能运化水饮所致。

"**脾阳虚弱苓、半汤**"：脾阳虚弱的痰饮证型，治疗用苓桂术甘汤合小半夏加茯苓汤。前方温脾阳、利水饮，后方和胃降逆。

"**甘半、己椒苈黄丸，主治痰饮留胃肠**"：饮留胃肠的痰饮证型，治疗以甘遂半夏汤或己椒苈黄丸。前方攻守兼施，后方苦辛宣泄、前后分消。

"**溢饮无汗身疼重，风水水肿汗恶风，详参两者同中异**"：溢饮和水肿病中的风水水肿都以肌表水肿为主要症状表现，但两者有不同之处：溢饮具有无汗、身体疼重之症，而风水水肿则可见汗出恶风之表虚证。所以临证时，需详参两者的同中之异。

"**溢饮治用小青龙**"：溢饮的治疗，以小青龙汤加减。

"**悬饮症类胸膜炎，邪犯胸肺转侧难，柴枳半夏和解用，饮停胸胁枣、控涎**"：中医的悬饮，其症状表现大致相当于西医的渗出性胸膜炎，所以可以参考胸膜炎的临床表现来记忆悬饮的证型。悬饮初期，称为邪犯胸肺证，主要表现为寒热往来，胸胁刺痛、转侧时疼痛加重，治疗用柴枳半夏汤加减，以达到和解宣利的治疗目的。胸膜炎（悬饮）进一步发展，当出现胸膜腔积液时，患者的胸胁疼痛反而较初期减轻，而呼吸困难加重，治疗以十枣汤或控涎丹。前方力峻，适用于患者体实证实，积液较多者；后方药力较缓，反应较轻，适用于患者体质较弱，不耐峻攻者。

"**络气不和病程久，胸闷、胸痛阴雨忧，香附旋覆花汤服，理气和络一病瘳**"：悬饮病程较久时，可以出现名为络气不和的一种证型，这种证型表现为胸闷、胸胁痛阴雨天加重，治疗以香附旋覆花汤加减，以理气和络。

"**阴虚内热泻白散，沙参麦冬亦可用**"：阴虚内热的悬饮证型，治疗以泻白散、沙参麦冬汤加减。前方清肺降火为主，后方在清肺的同时，也有润燥的功能。

"**再论支饮参慢支，寒饮伏肺小青龙**"：支饮的症状表现，类似于西医学的慢性支气管炎，可以参考记忆。寒饮伏肺的支饮证型，可以小青龙汤加减。

"**体虚表证不著者，苓甘五味姜辛行；饮多寒少外无表，葶苈大枣泻肺宗；邪盛正虚饮化热，木防己汤可建功**"：小青龙汤证的特点是外兼风寒表证，内有里饮证，如果患者体虚，且表证不显著时，可改用苓甘五味姜辛汤，以防小青龙汤中的麻黄表散过度。如果饮多寒少，外无表证时，可用葶苈大枣泻肺汤以泻肺逐饮；若邪实正虚，饮邪不解而久郁化热时，当行水散结，补虚清热，用木防己汤。

"**脾肾阳虚病缓时，肾气、苓桂术甘能**"：支饮一病，缓解期主要表现为脾肾阳虚这个证型，治疗以金匮肾气丸、苓桂术甘汤加减。二方均能温阳化饮，但前方补肾，后方温脾，主治各异。

"**《金匮》据脉断预后，久病脉弱病可瘳**"：《金匮要略》根据脉诊，推断痰饮病的预后，认为久病正虚而脉弱者，是脉证相符，可治。

"脉反实大而数者，正衰邪盛属危候"：如脉反实大而数，是正衰邪盛，属于重危之候。

"脉弦而数亦难治，心了病情可无忧"：因饮为阴邪，脉当弦或沉，如弦而数乃脉证相反之征。以上论述，记于心中，做到心中明了，才能对病情的治疗和预后恰当把握。

附方歌括及浅释

1. 苓桂术甘汤（《金匮要略》）

苓桂术甘化饮剂，

健脾又温膀胱气；

饮邪上逆气冲胸，

水饮下行眩晕去。

（茯苓 12g，桂枝 9g，白术 6g，炙甘草 6g，水煎服。）

本方以茯苓为君，健脾利湿，化饮消痰之源；以桂枝为臣，既可温阳以化饮，又能化气以利水；佐以白术健脾燥湿，使以炙甘草补脾益气，既可合桂枝辛甘化阳，又可合白术益气健脾，还可佐制茯苓渗利太过而伤津，兼以调和诸药。药虽四味，配伍严谨，温而不热，利而不峻，标本兼顾，乃治痰饮之和剂。本方主用甘淡，辅以辛甘温，利水渗湿与温阳健脾并进，为温化痰饮之配伍要法。

2. 小半夏加茯苓汤（《金匮要略》）

小半夏加茯苓汤，

行水消痞有生姜；

加桂除夏治悸厥，

茯苓甘草汤名彰。

（半夏 18g，生姜 15g，茯苓 9g，水煎服。）

本方主治卒呕吐，心下痞，膈间有水，眩悸者。方中用半夏降逆止呕，生姜和胃散痞，再加茯苓导水下行，以定眩悸。

3. 甘遂半夏汤（《金匮要略》）

> 甘遂半夏逐水气，
>
> 芍药甘草来缓急；
>
> 蜜煎解毒并安中，
>
> 心腹满痛皆可治。

（甘遂 3g，半夏 18g，白芍 15g，炙甘草 6g，水煎服，服时可加适量蜂蜜入药汁中。）

本方主治腹水证伴心下坚满甚者，留者行之，用半夏以决水饮、散痰结，所谓结者散之；甘遂性烈，渗利水湿，为防渗利太过而伤津，以甘草、白蜜之甘缓之，再收以芍药之酸，虽甘草、甘遂相反，而实有以相使，此酸收甘缓，约之之法也。（《金匮要略直解》）

4. 己椒苈黄丸（《金匮要略》）

> 己椒苈黄蜜为丸，
>
> 攻逐水饮效力专；
>
> 肠间水气腹胀满，
>
> 二便不利急服煎。

［防己 30g，椒目 30g，葶苈（熬）30g，大黄 30g，共为末，蜜丸如梧子大，先食饮服 1 丸，每日 3 次。］

本方病证以水饮内停，郁而化热，积聚肠间为主要病机。水走肠间，一则阻滞气机，使腑气不通；二则使水不化津，津不上传；三则病及肺，使肺不能通调水道，往下输送到膀胱，故患者腹满便秘。本方中以防己清湿热，椒目消除腹中水气，葶苈子泄降肺气，消除痰水，此三药均有利水之效，再加大黄泄热通便。

5. 小青龙汤（《伤寒论》） 见前文"五、哮证"内容。

6. 柴枳半夏汤（《医学入门》）

柴枳半夏蒌黄芩，

青皮甘桔杏仁行，

和解清热利肺气，

涤痰开结悬饮清。

（柴胡 10g，半夏 10g，黄芩 10g，瓜蒌仁 10g，枳壳 12g，杏仁 9g，青皮 9g，桔梗 12g，炙甘草 6g，水煎服。）

本方主要用于悬饮初期的寒热往来，胸胁闷满之证。方以柴胡、半夏、黄芩和解退热；瓜蒌仁、枳壳、青皮涤痰开结；桔梗、杏仁宣利肺气；炙甘草和中。诸药相配，有和解、宣利、涤痰之功。

7. 十枣汤（《伤寒论》）

十枣逐水效力佳，

大戟甘遂与芫花。

（大戟、甘遂、芫花等分为末，或装入胶囊，每服 0.5～1g，每日 1 次，以大枣 10 枚煎汤送服，清晨空腹服。）

本方所治诸证皆由水饮壅盛于里所致，以甘遂行经隧水湿，大戟泻脏腑水湿，芫花消胸胁伏饮痰癖。由于三药均有毒，易伤正气，故以大枣之甘益气护胃，并缓和诸药之峻烈，使下而不伤正。

8. 控涎丹（《三因极一病证方论》） 见前文"五、哮证"内容。

9. 香附旋覆花汤（《温病条辨》）

香附旋夏花煎汤，

苡仁夏苓苏杏霜；

橘皮功可行气滞，

伏暑湿温并外攘。

（香附 9g，旋覆花（绢包）9g，苏子霜 9g，陈皮 6g，半夏 15g，茯苓 9g，薏苡仁 15g，水煎服。）

本方主治湿热入于肝络，水湿凝聚，停于胁下所致胁痛，方中以香附疏肝理气，调畅气机；旋覆花通肝络，逐胁下之饮；苏子下气祛痰；陈皮、半夏燥湿醒脾；茯苓、薏苡仁淡渗利湿。诸药合用，使脾运湿去，肝络得通而胁痛自痊。

10. 泻白散（《小儿药证直诀》）

泻白甘草地骨皮，

桑皮再加粳米宜；

泻肺清热平咳喘，

又可和中与健脾。

（地骨皮 30g，桑白皮 30g，炙甘草 3g，上药研粗粉，加粳米 30g，水煎，饭前服。）

本方主治肺有伏火郁热之证。方用桑白皮泻肺以清郁热为主，辅以地骨皮泻肺中伏火，兼退虚热。炙甘草、粳米养胃和中以扶肺气，共为佐使。诸药合用，共奏泻肺清热、止咳平喘之功。本方之特点，既非清透肺中实热以治其标，也非滋阴润肺以治其本，而是清泻肺中伏火以消郁热，对小儿"稚阴"素质有标本兼顾之功。

11. 沙参麦冬汤（《温病条辨》）见前文"二、咳嗽"内容。

12. 小青龙汤《伤寒论》见前文"五、哮证"内容。

13. 苓甘五味姜辛汤（《金匮要略》）

苓甘五味姜辛汤，

痰饮咳嗽常用方；

气降仍咳胸犹满，

速化寒饮保安康。

（茯苓 12g，甘草 6g，干姜 9g，细辛 6g，五味子 6g，水煎服。）

本方所治之寒饮，乃阳虚阴盛，水饮内停所致。方中以干姜之辛热，温肺散寒以化饮，温运脾阳以祛湿。以细辛之辛散，温肺散寒，助干姜散凝聚之饮；以茯苓之甘淡，健脾渗湿，既绝生痰之源，又化既聚之痰，加五味子敛肺止咳，与细辛相伍，一散一收，散不伤正，收不留邪，再加甘草调和诸药。综观全方，温化渗利，肺脾同治，标本兼顾，辛散兼以酸收，蠲饮而不伤气津，药虽五味，配伍严谨，实为温肺化饮之良剂。

14. 葶苈大枣泻肺汤（《金匮要略》）

葶苈大枣泻肺热，

泻肺下气平喘咳；

胸满痛胀身浮肿，

舌苔黄腻脉滑数。

（葶苈子 15g，大枣 15g，水煎服。）

本方主治痰涎壅盛，咳喘胸满，方中葶苈子开泄肺气，大枣和中扶正，防葶苈之猛峻，泻不伤正。二药共奏泻肺利水、下气平喘之功。

15. 木防己汤（《金匮要略》）

木防己汤用桂枝，

人参石膏四般施；

利水散结清虚热，

寒饮伏肺化热思。

（木防己 9g，石膏 12g，桂枝 6g，人参 12g，水煎服。）

本方主治寒饮伏肺，饮郁化热之喘满胸闷，心下痞坚证。方中以木防己利水饮，桂枝通阳化气，两者同伍，一苦一辛，专利水饮而化气散结；人参甘润，以益气养心；石膏辛凉，以清肺胃之热，两者相伍，化气通阳而不化燥，清热而不伤阳；桂枝与人参同伍，既能益心肺之气，又通心阳而化饮。诸药共用，共奏行水散结、补虚清热之功。

16. **金匮肾气丸**（《**金匮要略**》） 见前文"五、哮证"内容中"八味地黄丸"。

十 自汗、盗汗

自汗未必都属阳，
盗汗未必都属阴，
各有阴阳宜详辨，
更有瘀血可推寻。
肺卫不固屏风散，
营卫不和汗半边，
桂枝汤方皆崇宗，
谁将甘麦大枣怜？
阴虚火旺盗、自汗，
当归六黄第一方，
邪热郁蒸沾衣黄，
龙胆泻肝妙无双。
湿热内蕴热不盛，
四妙丸服亦相当。

解析

"**自汗未必都属阳，盗汗未必都属阴，各有阴阳宜详辨，更有瘀血可推寻**"：一般认为，自汗多属气虚所致，从阳论治；盗汗多属阴虚所致，从阴论治（见《丹溪心法》"自汗""盗汗"篇）。但《景岳全书·汗证》认为："自汗盗汗，亦各有阴阳之证，不得谓自汗必属阳虚，盗汗必属阴虚也。"《医林改错·血府逐瘀汤所治之症目》说："竟有用补气、固表、滋阴、降火，服之不效，而反加重者，不知血瘀亦令人自汗、盗汗，用血府逐瘀汤。"可见瘀血亦可导致自汗、盗汗，临床需详加推寻。

"**肺卫不固屏风散**"：肺卫不固型的汗多证，以汗出恶风、遇劳加重为特点，治疗以玉屏风散加味。

"**营卫不和汗半边，桂枝汤方皆崇宗，谁将甘麦大枣怜**"：营卫不和型的汗多证，以半身、某局部出汗为特点，一般都知道以桂枝汤加味调和营卫来治疗，但甘麦大枣汤针对半身或局部出汗者，可达到甘润缓急、敛汗的功效，可配合应用。

"**阴虚火旺盗、自汗，当归六黄第一方**"：阴虚火旺证，以夜寐盗汗多见，但也可出现自汗，治疗首选当归六黄汤。

"**邪热郁蒸沾衣黄，龙胆泻肝妙无双**"：邪热郁蒸引起的汗多证，以汗液易黏或衣服黄染为特点，治疗以龙胆泻肝汤。

"**湿热内蕴热不盛，四妙丸服亦相当**"：如果湿热内蕴，而热势不盛者，亦可用四妙丸。

附方歌括及浅释

1. **玉屏风散**（《丹溪心法》）见前文"五、哮证"内容。

2. **桂枝汤**（《伤寒论》）

> 桂枝汤治太阳风，
> 芍药甘草姜枣同；
> 解肌发表调营卫，
> 表虚自汗正宜用。

（桂枝 9g，芍药 9g，炙甘草 6g，生姜 9g，大枣 12 枚，水煎服。）

本方主治外感风寒表虚证及营卫阴阳不和证。本方以桂枝为君，助卫阳，通经络，透营达卫，解肌散寒；以芍药为臣，益阴敛营，敛固外泄之营阴。桂、芍等量合用，营卫同治，邪正兼顾，

既可相辅相成，桂枝得芍药，使汗而有源，芍药得桂枝，则滋而
能化；又可相制相成，散中有收，汗中寓补。佐以生姜助桂枝解
表，和胃止呕；大枣健脾益气，协芍药补营阴，滋脾生津，生姜
和大枣相配，补脾和胃，化气生津，益营助卫。使以炙甘草，益气
和中，与桂枝辛甘化阳扶卫，与芍药酸甘化阴助营，兼可调和诸药。
本方可谓仲景群方之冠，乃滋阴和阳、调和营卫、解肌发汗之总方。

3. 甘麦大枣汤（《金匮要略》）

> 甘草小麦大枣汤，
>
> 妇人脏躁性反常；
>
> 精神恍惚悲欲哭，
>
> 和肝滋脾自然康。

（炙甘草 9g，小麦 9～15g，大枣 5～7 枚，水煎服。）

本方主治心阴受损，肝气失和之脏躁证[1]，方中以炙甘草为
君[2]，甘缓和中，养心以缓急迫为主，辅以小麦养心宁神、大枣补
益脾气，缓肝急并治心虚。三味甘药配伍，有甘缓滋补，柔肝缓
急，宁心安神之效，所谓"肝苦急，急食甘以缓之"（《素问·藏气
法时论》）。

（注：①脏躁证是古病名，以精神抑郁，无故悲伤欲哭为主要
表现的一种情志疾病，现代中医内科学不再将此作为本病的正名。
②有些教材以炙甘草为君，有些教材以小麦为君。）

4. 当归六黄汤（《兰室秘藏》）

> 火炎汗出六黄汤，
>
> 归柏芩连二地黄；
>
> 倍用黄芪为固表，
>
> 滋阴清热敛汗强。

（当归、生地、熟地、黄芩、黄柏、黄连各等分，黄芪加倍，共为粗末，每服 15g，水煎服。）

本方主治阴虚有火所致的发热盗汗。方中以当归、生地、熟地为主药，育阴养血，培本以清内热；黄芩、黄柏、黄连为辅药，泻火除烦，清热坚阴；佐倍量黄芪，益气固表而止盗汗。本方滋阴与泻火并进，标本兼顾，使阴固而水能制火，热清而耗阴无由；且益气固表与育阴泻火相配，育阴泻火为主，益气固表为辅，以使营阴内守，卫外固密。

5. 龙胆泻肝汤（《医方集解》）

> 龙胆泻肝栀芩柴，
> 生地车前泽泻偕；
> 木通甘草当归合，
> 肝经湿热力能排。

（龙胆草 6g，炒黄芩 9g，炒栀子 9g，泽泻 12g，木通 9g，车前子 9g，当归 3g，生地 9g，柴胡 6g，生甘草 6g，水煎服。）

本方主治肝胆实火上炎证与肝经湿热下注证。方中以龙胆草为君，清泻肝胆实火，清利肝胆湿热，泻火除湿；以黄芩、栀子为臣，泻火解毒，燥湿清热，加强龙胆草泻火除湿的功效；泽泻、木通、车前子清热利湿，导邪下行；佐以生地、当归滋阴养血以顾肝体，使祛邪而不伤正，柴胡舒畅肝胆之气，引药入肝胆经，柴胡与当归生地相配，养肝体而调肝用，符合肝体阴用阳之性；使以甘草调和诸药，护胃安中，防苦寒败胃。诸药合用，既清肝胆实火，又利肝胆湿热，佐以滋养，祛邪兼防伤正；苦寒降泄，寓以疏利，泻肝并遂肝木之性。

6. 四妙丸（《成方便读》）

> 二妙散中苍柏兼，
>
> 若云三妙牛膝添；
>
> 痿痹足疾堪多服，
>
> 湿热得消病自蠲；
>
> 再加薏仁名四妙，
>
> 渗湿健脾功更全。

（黄柏 200g，薏苡仁 200g，苍术 120g，怀牛膝 120g，水泛小丸，每服 6～9g。）

本方主治湿热下注所致的痹病。方中以黄柏为君药，取其寒以胜热，苦以燥湿，且善除下焦之湿热。苍术为臣药，取其苦温，健脾燥湿除痹。佐以牛膝活血通经络，补肝肾，强筋骨，且引药直达下焦；薏苡仁去湿热，利经络。诸药合用，共奏清热利湿之功。

十一　血证

鼻衄实由胃、肺、肝，

胃热炽盛玉女煎，

热邪犯肺桑菊饮，

肝火上炎用龙胆。

虚由气血亏虚致，

归脾汤方服后痊。

齿衄也有胃火盛，

泻心、加味清胃散；

阴虚火旺清肝饮，

茜根散合法方全。

咳血总不离乎肺，

若缘燥热桑杏汤；

肝火犯肺泻白散，

再合黛蛤妙无双；

阴虚肺热慎升提，

百合固金最相当。

吐血还有胃热盛，

泻心汤合十灰散，

肝火犯胃龙胆宜，

气虚血溢归脾健。

便血肠道湿热致，

地榆散或槐角丸；

若问黄土汤主何？

最宜脾胃之虚寒。

尿血首论下焦热，

小蓟饮子法最捷；

肾虚火旺知柏丸，

补中、归脾不统血。

更有肾气不固证，

无比山药丸最合。

紫斑血热来妄行，

犀角、十灰最相应；

阴虚火旺茜根散，

气不摄血归脾用。

◦ 解析 ◦

"鼻衄实由胃、肺、肝，胃热炽盛玉女煎"：血证是指血液不循常道，或上溢于口鼻诸窍（如吐血、咳血、鼻衄、齿衄），或下泄于前后二阴（如尿血、便血），或渗出于肌肤（如紫斑）所形成的疾患。歌括中分别论述，以黑体字标出各血证名称。不论何种血证，其共同的病理变化可归结为两点：第一，火热熏灼，迫血妄行；第二，气虚不摄，血溢于脉外。对血证的治疗，可以归纳为治火、治气、治血三个原则。一曰治火，实火当清热泻火，虚火当滋阴降火；二曰治气，实证当清气降气，虚证当补气益气；三曰治血，应根据临床实际，分别采用凉血止血、收敛止血或活血止血的方药，而以凉血止血应用最多。

先论鼻衄，鼻衄的实证多由胃热、肺热和肝火导致，胃热炽盛证的治疗用玉女煎加减。

"热邪犯肺桑菊饮，肝火上炎用龙胆"：热邪犯肺证的鼻衄，用桑菊饮加减治疗；肝火上炎证的鼻衄，可用龙胆泻肝汤加减治疗。

"虚由气血亏虚致，归脾汤方服后痊"：虚证的鼻衄是由于气血亏虚导致的，可以用归脾汤加减治疗。

"齿衄也有胃火盛，泻心、加味清胃散"：齿衄也有胃火炽盛这一证型，但治疗与鼻衄胃火炽盛证用玉女煎不同，齿衄的胃火炽盛证，治疗用泻心汤合加味清胃散。

"阴虚火旺清肝饮，茜根散合法方全"：阴虚火旺证的齿衄，治疗用滋水清肝饮合茜根散。

"咳血总不离乎肺，若缘燥热桑杏汤"：咳血总由肺络损伤所致，燥热伤肺、肝火犯肺、阴虚肺热等原因都可以导致肺络损伤，血溢于脉外而咳血。如果是燥热伤肺证，治疗用桑杏汤加减。

"肝火犯肺泻白散，再合黛蛤妙无双"：肝火犯肺证的咳血，治疗以泻白散合黛蛤散。

"阴虚肺热慎升提，百合固金最相当"：阴虚肺热证的咳血，治疗以百合固金汤。但方中桔梗其性升提，于咳血不利（咳血、呕血均需降气为主），故宜去掉。

"吐血还有胃热盛，泻心汤合十灰散"：吐血，还有胃火壅盛证，前面鼻衄、齿衄的胃火证分别用玉女煎、泻心汤合加味清胃散，这里吐血的胃火证，却用泻心汤合十灰散治疗。

"肝火犯胃龙胆宜，气虚血溢归脾健"：肝炎犯胃型吐血用龙胆泻肝汤为宜，气虚血溢型吐血，用归脾汤加减以健脾益气、摄血。

"便血肠道湿热致，地榆散或槐角丸"：便血均由胃肠脉络受损所致，临床上主要有肠道湿热和脾胃虚寒两类，肠道湿热者用地榆散或槐角丸治疗。

"若问黄土汤主何？最宜脾胃之虚寒"：脾胃虚寒证的便血，以黄土汤加减治疗。

"尿血首论下焦热，小蓟饮子法最捷"：尿中有血，分为尿血及血淋两种情况：尿中有血但排尿不痛或痛不明显者称为尿血；尿中有血而兼小便滴沥涩痛者称为血淋。血淋的治疗在淋证中讲述。

尿血的主要病机是热伤脉络及脾肾不固，而热伤脉络之中又有实热和虚热之分，脾肾不固有脾虚及肾虚之别。首先论述实热导致的尿血——下焦热盛证，治疗以小蓟饮子加减。

"肾虚火旺知柏丸"：虚热导致的尿血——肾虚火旺证，治疗以知柏地黄丸加减。

"补中、归脾不统血"：脾虚导致的尿血——脾不统血证，治疗以补中益气汤或归脾汤加减。前方治疗尿血伴有气虚下陷表现者。

"更有肾气不固证，无比山药丸最合"：肾气虚导致的尿血——肾气不固证，治疗以无比山药丸加减。

"紫斑血热来妄行，犀角、十灰最相应"：紫斑实证由于血热妄行所致，治疗以犀角地黄汤（犀角已禁用，现多用水牛角代），可合十灰散凉血止血。

"阴虚火旺茜根散"：紫斑虚证分为阴虚和气虚两种证型，阴虚导致的紫斑称为阴虚火旺证，治疗以茜根散。

"气不摄血归脾用"：气虚导致的紫斑称为气不摄血证，治疗以归脾汤加味。

❀附方歌括及浅释❀

1. 玉女煎 (《景岳全书》)

玉女煎中熟地黄，

石知牛膝麦冬藏；

肾虚胃火相为病，

牙痛齿衄宜煎尝。

（生石膏 15～30g，熟地 9～30g，麦冬 6g，知母 4.5g，牛膝 4.5g，水煎服。）

本方主治胃热阴虚所致的烦热口渴、头痛、牙痛等证，亦治消渴、消谷善饥等。方中以生石膏为君，既能清阳明胃热，又能生津止渴。以熟地为臣，滋胃阴之不足，君臣相配，清火壮水，虚实兼顾。佐以知母助石膏以清胃热止烦渴；麦冬清热养阴，既可滋肺生津助熟地滋肾，寓金水相生之意，又可生津而润胃燥，且可清心除烦。使以牛膝导热下行，兼补肝肾。诸药合用，共奏清胃滋肾之功，补泻并投，虚实兼顾。

2. 桑菊饮 (《温病条辨》) 见前文"二、咳嗽"内容。

3. 龙胆泻肝汤(《医方集解》) 见前文"十、自汗、盗汗"内容。

4. 归脾汤 (《济生方》)

归脾汤用参术芪，

归草茯神远志齐；

酸枣木香龙眼肉，

煎加姜枣益心脾；

怔忡健忘俱可却，

肠风崩漏总能医。

（白术 30g，茯神 30g，炙黄芪 30g，龙眼肉 30g，炒酸枣仁 30g，人参 15g，木香 15g，炙甘草 8g，当归 3g，远志 3g，生姜 6g，大枣 3～5 枚，水煎服。）

（注：当归、远志两味是从《校注妇人良方》中补入。）

本方主治心脾气血两虚证及脾不统血证。方中以炙黄芪益气健脾，龙眼肉补脾气、养心血，共为君药。以人参、白术助黄芪益气补脾；当归、酸枣仁助龙眼肉养血补心，共为臣药。佐以茯神养心安神，远志宁心益智，木香理气醒脾，使诸药补而不滞。使以炙甘草，补益心脾之气兼调和诸药。再以生姜、大枣为引，调和脾胃，以资化源。诸药合用，养心与益脾并进，益气与养血相融。

5. 泻心汤（《金匮要略》）

三黄并用为泻心，

大黄黄连合黄芩；

火热炽盛见吐衄，

澄本清源出血停。

（大黄 6g，黄连 3g，黄芩 9g，水煎服。）

本方主治邪火内炽，迫血妄行所致的吐血、衄血及湿热内盛而成的黄疸。方中以黄连、黄芩苦寒泻心火，清邪热，除邪以安正；以大黄之苦寒通降而止血，使血止而不留瘀。虽名泻心，实则泻胃，胃气下泄，则心火自有所消导，而胃中之热气亦不上壅，故气顺而血不逆矣。

6. 加味清胃散（《张氏医通》）

清胃散内加连翘，

更加犀角生甘草；

清除胃火兼凉血，

胃热出血此方宝。

（生地 12g，牡丹皮 9g，当归 9g，黄连 4g，连翘 12g，水牛角屑 20g，升麻 6g，生甘草 6g，水煎服。）

本方由清胃散加连翘、犀角（现已禁用，多用水牛角代）、生甘草而成，除清胃火外，更有凉血之效，宜于胃火炽盛导致的各种出血。方以生地、牡丹皮、犀角（水牛角）清热凉血；黄连、连翘清热泻火；当归、甘草养血和中；升麻引药力上行，且可清热，又能防寒凉药遏郁火邪。全方配用，有清热、凉血之效。

7. 滋水清肝饮（《医宗己任编》）

滋水清肝肝郁气，

舌红少苔脉弦细；

枣栀归芍北柴胡，

六味地黄将阴济。

（熟地 10g，山药 10g，山茱萸 10g，茯苓 10g，泽泻 10g，牡丹皮 10g，白芍 10g，栀子 10g，酸枣仁 10g，当归 10g，柴胡 6g，水煎服。）

本方主治阴虚肝郁所致的胁肋胀痛、胃脘疼痛等症。方中以熟地黄、山茱萸、山药之"三补"，滋补肾阴；茯苓、泽泻、牡丹皮之"三泻"治标；当归、白芍、酸枣仁、柴胡、栀子滋养阴血，疏肝清热。诸药合用，共奏滋补肾阴、疏肝清热之功。

8. 茜根散（《景岳全书》）

茜根散是景岳方，

茜根侧柏生地黄；

阿胶黄芩生甘草，

阴虚火旺血证尝。

（茜根 30g，黄芩 30g，阿胶 30g，侧柏叶 30g，生地黄 30g，甘草 15g，共研细末，取 3 ～ 6g 冲服，或依原方比例水煎服。）

本方主治阴虚火旺所致的出血证。方以茜根为君，凉血止血；黄芩、生地为臣，滋阴、清热；佐以侧柏叶止血，阿胶养血而止血；使以甘草调和诸药。全方共奏凉血止血、滋阴养血之效。

9. 桑杏汤（《温病条辨》）见前文"二、咳嗽"内容。

10. 泻白散（《小儿药证直诀》）见前文"九、痰饮"内容。

11. 黛蛤散（验方）见前文"二、咳嗽"内容。

12. 百合固金汤（《医方集解》）见前文"八、肺痨"内容。

13. 十灰散（《十药神书》）

> 十灰荷茜棕榈皮，
>
> 大黄茅侧大小蓟；
>
> 藕汁磨墨牡丹栀，
>
> 血热妄行上血止。

（大蓟、小蓟、荷叶、侧柏叶、白茅根、茜根、栀子、大黄、牡丹皮、棕榈皮各等分，各药烧灰存性，藕汁或萝卜汁磨京墨适量，调服 9g，亦可作汤剂水煎服。）

本方主治血热妄行之上部出血。方中以大蓟、小蓟、荷叶、侧柏叶、茜根、白茅根凉血止血，棕榈皮收涩止血，又用栀子清热泻火，大黄导热下行，折其上逆之势，并用牡丹皮配大黄凉血祛瘀；烧炭存性旨在加强收涩止血作用，用藕汁或萝卜汁磨京墨调服，旨在增强清热凉血止血之功。综观全方，寓清热泻火于止血之中，纳祛瘀于凉血止血之内，使血止而不留瘀。

14. 地榆散（验方）

地榆散方用多验，

地榆茜草黄芩连；

山栀茯苓六味配，

清热化湿凉血专。

（地榆 12g，茜草 12g，栀子 12g，黄芩 9g，黄连 6g，茯苓 12g，水煎服。）

本方主治湿热导致的便血。方以地榆、茜草凉血止血；栀子、黄芩、黄连清热燥湿，泻火解毒；茯苓淡渗利湿。全方共奏清热解毒、燥湿、凉血止血之效。

15. 槐角丸（《太平惠民和剂局方》）

槐角丸有地榆防，

当归黄芩枳壳匡；

血热得凉自可止，

擅治肠风又脱肛。

（槐角 500g，防风 250g，地榆 250g，当归 250g，黄芩 250g，枳壳 250g，研末为丸，每服 9g 或作汤剂。）

本方主治风邪热毒或湿热导致的肠风下血、痔疮、脱肛等证。方中以槐角为君，清肝凉血；以地榆为臣，取其性味苦寒，凉血止血，再加黄芩清热止血，增强槐角清肝凉血止血之效，三药专为热迫血行所设。然而下血虽因血由热迫，亦有气机陷而不举之责，故佐以防风升发清阳，枳壳疏通气机，另有实验证明枳壳可使胃肠运行收缩有力，虽本身无止血作用，但可达到压迫止血的目的。再用当归活血，使止血而不留瘀。诸药合用，共奏清肠疏风、凉血止血之功。

16. 黄土汤 (《金匮要略》)

> 黄土地黄炮附子，
>
> 阿胶术草加黄芩；
>
> 脾阳不足失统摄，
>
> 健脾温阳定乾坤。

（甘草 9g，生地 9g，白术 9g，炮附子 9g，阿胶 9g，黄芩 9g，灶心黄土 30g，先煮灶心土，放冷取上清液，再以此液煮诸药，温服。）

本方主治脾阳不足所致的便血或崩漏及吐血、衄血等证。方中以灶心土为君，温脾阳且收涩止血；以附子补火助阳，白术健脾益气，两者共为臣药，助君药以复脾土统血之权。佐以阿胶、生地滋养阴血而止血，加入黄芩既可凉血止血，又可制诸热药过于温热以防动血。使以甘草益气和中，调和诸药。综观全方，寒热并用，刚柔并济，以刚药温阳而寓健脾，以柔药补血而寓止血，温阳而不伤阴动血，滋阴而不腻滞碍阳，温阳健脾与养血止血同施，标本兼顾。

17. 小蓟饮子 (《济生方》)

> 小蓟饮子导赤散，
>
> 滑蒲归藕山栀全；
>
> 下焦郁热致血淋，
>
> 血热妄行尿血痊。

（生地 30g，小蓟 15g，滑石 15g，木通 9g，蒲黄 9g，藕节 9g，淡竹叶 9g，当归 6g，栀子 9g，炙甘草 6g，水煎服。）

本方主治热结下焦之血淋、尿血。方中以小蓟为君，清热凉血止血，利水通淋；以生地为臣，凉血止血，滋阴清热，藕节、蒲黄凉血止血，活血化瘀。佐以木通、滑石、淡竹叶清热利尿通淋；栀子清泄三焦火，导湿热下行；当归养血和血，与生地相伍，滋阴养血，又可引血归经，还可防诸药寒凉太过。使以甘草缓急止痛，调药和中。本方以凉血止血与利水通淋配伍，止血之中兼以化瘀，使血止而不留瘀；通淋清利中兼以养阴，使利尿而不伤阴。

18. 知柏地黄丸（《医宗金鉴》）

六味地黄益肾肝，

山药丹泽萸苓掺；

再加知柏成八味，

阴虚火旺可煎餐。

（熟地 24g，山茱萸 12g，山药 12g，泽泻 9g，茯苓 9g，牡丹皮 9g，知母 12g，黄柏 12g，共为末，炼蜜为丸，每丸 15g，每服 1 丸，每日 3 次，空腹服。）

本方主治阴虚火旺所致的骨蒸劳热、虚烦盗汗、小便短赤、耳鸣遗精等症。方中以山茱萸酸温滋补肾肝，熟地滋肾，填精髓；山药滋肾补脾，三阴共补以收补肾治本之功。又以牡丹皮泻肝火，以泽泻泻肾降浊，以茯苓渗脾湿，即成三泻。佐以知母、黄柏降相火、去肾火。诸药合用，共奏滋阴降火之效。

19. 补中益气汤（《脾胃论》）

补中参草术归陈，

芪得升柴用更神；

劳倦内伤功独擅，

气虚下陷亦堪珍。

（黄芪 15 ～ 20g，炙甘草 5g，人参 10g，当归 10g，陈皮 6g，升麻 3g，柴胡 3g，白术 10g，水煎服。）

本方主治脾气虚弱证、气虚发热证及中气下陷证。方中以黄芪为君，补中气，固表气，升阳举陷；以人参为臣，大补元气；炙甘草补脾和中，健脾益气，调和诸药；佐以白术健脾益气；当归养血和营，协助人参、黄芪补气养血；陈皮理气和胃，使药补而不滞；使以升麻升阳明之气，柴胡升少阳之气，二药合用，引气上升，升阳举陷，为脾胃引经最要药。综观全方，补气与升提并用，使气虚者补之，气陷者升之，气虚发热甘温益气除之，使元气充，清阳升。

20. 无比山药丸（《太平惠民和剂局方》）

> 局方无比山药丸，
>
> 六味地黄要去丹；
>
> 苁蓉菟丝仲巴戟，
>
> 牛膝五味石脂全。

（山药 60g，肉苁蓉 120g，五味子 180g，菟丝子 90g，杜仲 90g，牛膝 30g，泽泻 30g，熟地 30g，山茱萸 30g，茯神 30g，巴戟天 30g，赤石脂 30g，上药为末，炼蜜为丸，每丸重 6～9g 每日 2～3 次。）

本方主治肾气虚惫所致的头晕目眩、耳鸣腰酸、冷痹骨疼、四肢不温、遗精盗汗、尿频遗尿、带下清冷等。方中以山药益肾健脾，配以地黄、山茱萸、五味子培补真阴，肉苁蓉、菟丝子、杜仲、巴戟天温补肾阳，更以赤石脂涩精止遗，泽泻、茯苓泄肾浊，利水湿，诸药合用，阴阳并补，补中有运，补而不滞。

21. 犀角地黄汤（《备急千金要方》）

> 犀角地黄芍药丹，
>
> 血升胃热火邪干；

斑黄阳毒皆可治，

热入营血服之安。

〔犀角 1.5 ～ 3g（犀角已禁用，现多用水牛角代，常用量为 30g），生地 30g，芍药 12g，牡丹皮 9g，水煎服，水牛角镑片先煎，余药后下。〕

本方主治热入血分证。方中以犀角（已禁用，现多用水牛角代）为君，清心凉血解毒。以生地为臣，清热凉血滋阴，复已失阴血，兼可止血，又可助犀角清热凉血。佐以芍药、牡丹皮清热凉血，活血散瘀，收斑。综观全方，凉血与活血散瘀并用，以凉血解毒为重，使热清血宁而无耗血动血之虑，凉血止血又无冰伏留瘀之弊，清热之中兼行养阴。

十二 心悸

【证治歌括】

气血阴阳心悸辨，
水饮瘀血亦当明。
心虚胆怯安神志，
心血不足归脾生；
阴虚火旺补心丹，
朱砂安神亦时用。
阳为心阳不振证，
桂甘龙牡建奇功。
水饮苓桂、真武汤，
心血瘀阻煎桃红。

解析

"气血阴阳心悸辨，水饮瘀血亦当明"：心悸包括惊悸和怔忡，惊悸常由外因引起，时作时止，病来较速而全身情况较好；怔忡每由内因引起，并无外惊而自觉心中惕惕，稍劳即发，病来虽渐，但全身情况较差，病情较为深重。

心悸的形成，有虚实两个方面，虚的方面指气、血、阴、阳四种虚：即气虚——心虚胆怯证、血虚——心血不足证、阴虚——阴虚火旺证、阳虚——心阳不振证；实的方面指水饮和瘀血，分别是水饮凌心证和心血瘀阻两种证候。辨证分型的讲述和记忆便是以此为提纲。

"心虚胆怯安神志"：心虚胆怯证的心悸，多与精神因素有关，以善惊易恐为特点，治疗以安神定志丸加味。

"心血不足归脾生"：心血不足证的心悸，多有面色少华或苍白、身体倦怠等血虚表现，以归脾汤加减治疗。

"阴虚火旺补心丹，朱砂安神亦时用"：阴虚火旺证的心悸，必有心烦舌燥、舌红无苔、脉细数等阴虚内热的表现，其治疗以天王补心丹或朱砂安神丸。前方治疗阴虚而火不甚旺者，后者治疗虚火症状明显者。

"阳为心阳不振证，桂甘龙牡建奇功"：心阳不振证的心悸，一般病情较重，常见面白少气、形寒肢冷等兼症，治疗以桂枝甘草龙骨牡蛎汤加味。

"水饮苓桂、真武汤"：水饮凌心证的心悸，常兼见眩晕、胸脘痞满等证，治疗以苓桂术甘汤加减，如肾阳虚衰较重，心悸咳喘，不能平卧，伴见浮肿明显者，宜真武汤加减。

"心血瘀阻煎桃红"：心血瘀阻证的心悸，常兼有心痛脉涩，治疗以桃仁红花煎加减。

◁ 附方歌括及浅释 ▷

1. 安神定志丸（《医学心悟》）

安神定志用龙齿，

人参二茯远菖蒲；

炼蜜为丸朱砂衣，

心虚痰扰皆能除。

（茯苓 30g，茯神 30g，人参 30g，远志 30g，石菖蒲 15g，龙齿 15g，上药为末，炼蜜为丸，每服 6g，辰砂为衣，开水送下。）

本方主治心胆气虚所致的心神不宁、精神烦乱、失眠、心悸胆怯等证。方中以茯苓、茯神、人参、远志养心安神，辅以石菖蒲、龙齿镇惊安神，辰砂为衣重镇安神，诸药合用，养心安神为主，镇惊安神为辅，补中有降，共奏安神定志、益气镇惊之功。

2. 归脾汤（《济生方》）见前文"十一、血证"内容。

3. 天王补心丹（《摄生秘剖》）

> 天王补心柏枣仁，
>
> 二冬生地与归身；
>
> 三参桔梗朱砂味，
>
> 远志茯苓共养神；
>
> 或以菖蒲更五味，
>
> 心气开通肾气升。

（生地 120g，人参 15g，丹参 15g，玄参 15g，白茯苓 15g，五味子 15g，远志 15g，桔梗 15g，当归身 60g，天冬 60g，麦冬 60g，柏子仁 60g，酸枣仁 60g，上药为末，炼蜜为丸，朱砂为衣，每服 9g，温开水送服。）

本方主治阴亏血少，心肾之阴不足所致的虚烦少寐，心悸神疲。方中以生地为君，一可滋肾水以补阴，水盛则能制火；二可入血分以养血，血不燥则津自润。以天冬、麦冬滋阴清热，酸枣仁、柏子仁养心安神，以当归补心血，助生地滋阴补血，共为臣药。佐以茯苓、远志养心安神，交通心肾；玄参滋阴降火，制虚火上炎；丹参养心血活血，使诸药补而不滞；朱砂镇心安神；再以五味子之酸以收敛心气而安神，以人参配茯苓益气宁心。使以桔梗载药上行，使药力上入心经。诸药合用，滋阴补血，滋中寓清，心肾两顾，标本上下兼治。

4. 朱砂安神丸（《医学发明》）

> 朱砂安神东垣方，
>
> 归连甘草合地黄；

怔忡不寐心烦乱，

养阴清热可复康。

（朱砂 15g，黄连 18g，炙甘草 16g，生地 8g，当归 8g，上药为丸，每次服 6～9g，睡前开水送下。）

本方主治心火偏亢，阴血不足证。方中以朱砂为君，入心经，镇心神，清心火，平怔忡，定心悸。以黄连为臣，清心泻火除烦，与朱砂配伍，一镇一清，加强镇心安神，清心泻火之力。佐以当归补养心血，生地滋阴清热，两者相合，清热滋阴养血。使以炙甘草和中益胃，既制黄连苦寒，又防朱砂质重碍胃。综观全方，质重苦寒相伍，镇清并用以祛邪制标，辅滋养阴血之品以治本，邪正兼顾，标本同治。

5. 桂枝甘草龙骨牡蛎汤（《伤寒论》）

桂枝甘草龙牡汤，

心阳不振补心方；

心悸不安动尤甚，

形寒面白保安康。

（桂枝 3g，炙甘草 6g，牡蛎 6g，龙骨 6g，水煎服。）

本方主治心阳不足证。方中以桂枝为君药，取其辛甘而温，既温振心阳，又温通血脉。以甘草为臣，一则补心气，合桂枝辛甘化阳，温补并行；二则健脾气，资中焦，使气血生化有源。佐以龙骨、牡蛎重镇潜敛，安神定悸，令神志安静而烦躁可解。诸药合用，阳气得复，心神得安，血行得畅，而诸证皆除。

6. 苓桂术甘汤（《金匮要略》） 见前文"九、痰饮"内容。

7. 真武汤（《伤寒论》） 见前文"六、喘证"内容。

8. 桃仁红花煎 (《陈素庵妇科补解》)

桃仁红花煎四物，

理气青皮与香附；

祛瘀丹参和延胡，

闷痛正在心前部。

（桃仁 9g，红花 9g，赤芍 12g，生地 12g，川芎 9g，当归 12g，青皮 9g，香附 6g，丹参 12g，延胡索 12g，水煎服。）

本方主治妇人月水不通，属瘀血者，小腹时时作痛，或少腹板急，或心脉痹阻证。方中用四物汤加红花、丹参、桃仁活血化瘀，香附、青皮疏肝开郁，延胡索祛瘀止痛。诸药合用，共奏活血通经、祛瘀止痛之功。

【证治歌括】

胸痹应分实与虚，

实因血、痰与阴寒：

血瘀血府逐瘀汤，

痰浊壅塞蒌薤半；

阴寒凝滞蒌薤酒，

寒极乌脂、苏合丸。

讲罢实证三证后，

由阴至阳虚证参：

心肾阴虚左归饮，

气阴两虚生脉散，

人参养荣合和用，

参附、右归阳虚选。

解析

"**胸痹应分实与虚，实因血、痰与阴寒**"：胸痹是指胸部闷痛，甚则胸痛彻背、短气、喘息不得卧为主症的一种疾病。本病病机有实与虚两个方面：实为气滞血瘀、痰阻、阴寒凝滞；虚证的病机是由阴至阳演变的，在后面歌括里详述。

"**血瘀血府逐瘀汤**"：先论述胸痹实证的证治：心血瘀阻的证型，以刺痛、痛位固定不移、入夜更甚为特点，治疗以血府逐瘀汤加减。若血瘀轻者，则可改用丹参饮为治。

"**痰浊壅塞蒌薤半**"：痰浊壅塞证的胸痹，以胸闷如窒，或痛引肩背为特点，多见肥胖者。治疗以瓜蒌薤白半夏汤加减。

"阴寒凝滞蒌薤酒，寒极乌脂、苏合丸"：阴寒凝滞证的胸痹，以胸痛感寒则加重为特点。治疗以瓜蒌薤白白酒汤加减。若阴寒极盛，见胸背彻痛不休时，宜用乌头赤石脂丸合苏合香丸以芳香温通而止疼痛。

"讲罢实证三证后，由阴至阳虚证参"：讲完胸痹的三个实证以后，再讲述胸痹虚证的证治，可以由阴至阳的虚损程度为证治分型参考，参见下面的歌括。

"心肾阴虚左归饮"：阴虚指的是心肾阴虚证，治疗以左归饮加减，方中麦冬可以重用。

"气阴两虚生脉散，人参养荣合和用"：阴虚证的进一步发展是气阴两虚证，治疗生脉散合人参养荣汤加减。

"参附、右归阳虚选"：气阴两虚进一步发展，可到阳气虚衰证，治疗可以选择应用参附汤合右归饮加减。

◎ 附方歌括及浅释 ◎

1. 血府逐瘀汤（《医林改错》）

血府当归生地桃，

红花赤芍枳壳草；

柴胡芎桔牛膝等，

血化下行不作痨。

（桃仁12g，红花9g，当归9g，生地9g，川芎5g，赤芍6g，牛膝9g，桔梗5g，柴胡3g，枳壳6g，甘草3g，水煎服。）

本方主治胸中血瘀，血行不畅，是由桃红四物汤合四逆散加桔梗、牛膝而成。方中以桃仁、红花为君，桃仁破血行滞润燥，红花活血祛瘀止痛。再以赤芍、川芎助君活血祛瘀，取牛膝性善下行，通血脉，引瘀血下行，共为臣药。佐以生地清热凉血，滋阴养血，合当归滋养阴血，祛瘀不伤正，合赤芍清热凉血，除瘀热；桔梗开宣肺气，载药上行，桔梗合枳壳一升一降，宽胸行气；柴胡疏肝理气，升达清阳，与桔梗、枳壳合用理气行滞助血行。使以甘草调和诸药。综观全方，活血与行气相伍，既行血分瘀滞，又解气分郁结；祛瘀理气与养血同施，则活血而无耗血之虑，行气又无伤阴之弊；升降兼顾，祛瘀下行，既能升达清阳，又可降泄下行，使气血和调。

2. 瓜蒌薤白白酒汤（《金匮要略》）（附瓜蒌薤白半夏汤）

瓜蒌薤白白酒汤，

胸痹胸闷痛难当；

喘息短气时咳嗽，

难卧当加半夏良。

（瓜蒌 12g，薤白 9g，加适量黄酒，水煎服。或加半夏 12g 成瓜蒌薤白半夏汤。）

本方主治痰阻气结之胸痹。方中以瓜蒌为君，涤痰散结，理气宽胸利痛。薤白宣通胸阳散结，散寒化痰，行气止痛，为臣药，君臣相合，既能散胸寒，又能化上焦痰浊，还能宣胸阳宽胸。佐以黄酒辛散温通，行气活血，增薤白行气通阳之功。综观全方，行气与祛痰并行，宽胸与通阳相协，药简力专。胸痹痰浊较甚，胸痛彻背不能安卧时加半夏 12g，辛散消痞，化痰散结。

3. 乌头赤石脂丸（《金匮要略》）

乌头赤石疗心痛，

附子蜀椒和干姜；

祛寒温阳逐阴邪，

心痛厥冷保安康。

（蜀椒 14g，炮乌头 7.5g，炮附子 7g，干姜 14g，赤石脂 14g，上药共为末，炼蜜为丸如梧桐子大，先食服 1 丸，每日 3 次。）

本方主治心痛彻背，寒凝心脉，手足不温者。方中以乌头、附子为君，温经逐寒止痛。以蜀椒、干姜温中散寒，为臣药。以赤石脂为佐使，取其温涩，收敛阳气以防大热之品辛散太过，使寒去而不伤正。以蜜为丸，取其甘润以缓方中诸药辛散之性。诸药合用，阴寒得解，阳气得振，则胸痛可止。

4. 苏合香丸（《太平惠民和剂局方》）

苏合香丸麝息香，

木丁熏陆荜檀襄；

犀冰术沉诃香附，

再加龙脑温开方。

〔白术 60g，青木香 60g，乌犀屑 60g（犀角已禁用，现多用水牛角代），炒香附 60g，朱砂 60g，煨诃子 60g，白檀香 60g，安息香 60g，沉香 60g，麝香 60g，丁香 60g，荜茇 60g，苏合香油 30g，乳香（熏陆香）30g。上药除苏合香、麝香、冰片、犀角（水牛角）外，朱砂水飞或粉碎成极细粉，其余安息香等十味粉碎成细粉，将麝香、冰片、犀角（水牛角）研细，与上述粉末配匀，再将苏合香炖化，加适量炼蜜制成蜜丸阴干。〕

本方主治寒闭证，亦治心腹卒痛，甚则昏厥，以及中气、中风、感受时行瘴疠之邪等属于寒凝气滞之闭证者。方中以苏合香、安息香、麝香、冰片等芳香开窍药为君。以青木香、白檀香、沉香、乳香、丁香、香附为臣，行气解郁，散寒化浊，并能解除脏腑气血之郁滞。佐以荜茇，配合君臣增强散寒止痛开郁的作用，并取犀角解毒，朱砂镇心安神。白术补气健脾，燥湿化浊，煨诃子收涩敛气，与诸香药配伍以防辛香太过耗散正气。

5. 左归饮（《景岳全书》）

左归饮用地药萸，

杞苓炙草一并齐；

煎汤养阴滋肾水，

既主腰酸又止遗。

（熟地 9g，山药 6g，枸杞子 6g，炙甘草 3g，茯苓 4g，山茱萸 5g，水煎服。）

本方主治真阴不足所致的腰酸遗精、盗汗、口燥咽干、口渴欲饮等症。方中以熟地为君，甘温滋肾以填真阴。以枸杞子、山茱萸养肝肾，合君药加强滋肾阴养肝血之效。佐以茯苓、炙甘草益气健脾，山药益阴健脾滋肾。诸药合用，共奏滋肾养肝益脾之功。

6. 生脉散（又名生脉饮）（《内外伤辨惑论》）　见前文"六、喘证"内容。

7. 人参养荣汤（《太平惠民和剂局方》）

人参养荣即十全，

除却川芎五味联；

陈皮远志加姜枣，

脾肺气血补方先。

（白芍 90g，当归 30g，陈皮 30g，黄芪 30g，桂心 30g，人参 30g，白术 30g，炙甘草 30g，熟地 20g，五味子 20g，茯苓 20g，远志 15g，上药锉散，每服 12g，加生姜 3 片、枣 2 枚，水煎服。）

本方主治心脾气血两虚证。方中以人参、白术、黄芪、茯苓、炙甘草健脾补气；以桂心温补阳气，鼓舞气血生长；以当归、熟地、白芍滋补心肝；取五味子之酸温，既可敛肺滋肾，又可宁心安神；陈皮理气健脾，调中快膈；远志安神定志，姜、枣助参、术入气分以调和脾胃，全方共奏益气补血、宁心安神之效。

8. **参附汤**（《**正体类要**》） 见前文"六、喘证"内容。

9. **右归饮**（《**景岳全书**》）

> 右归饮中用附桂，
>
> 地杞萸药杜草需；
>
> 温补肾阳填精血，
>
> 肾阳不足效无虞。

（熟地 6 ～ 30g，炒山药 6g，山茱萸 3g，枸杞子 6g，炙甘草 6g，杜仲 6g，肉桂 6g，制附子 9g，水煎服。）

本方主治肾阳不足证。方中以附子、肉桂温补肾阳而煦暖全身，为主药。辅以山药、萸肉、熟地以滋阴，使阳有所附，又可防温热太过而伤阴。以枸杞子补肝肾，杜仲益肾强腰脊，炙甘草补中和胃。诸药合用，共奏甘温壮阳之功。

十四 不寐

【证治歌括】

不寐实少虚证多，

肝郁痰热为实邪，

龙胆、温胆分别用，

邪去自能眠安和。

若论虚证首阴火，

黄连阿胶、安神丸；

心脾两虚时时醒，

归脾、养心梦香甜；

心胆气虚易惊醒，

安神定志最相应；

病后年迈睡眠少，

久服归脾可建功。

解析

"不寐实少虚证多"：不寐的病理变化，总属阳盛阴衰，阴阳失交。导致不寐的原因很多，但总是与心脾肝肾及阴血不足有关，究其致病性质，因实证导致的不寐较少而虚证导致的较多。

"肝郁痰热为实邪"：实证病因，无非肝郁化火和痰热内扰两种，而虚证导致的不寐则多见于心、脾、肾等脏器虚损。

"龙胆、温胆分别用，邪去自能眠安和"：实证不寐的两种证型的治疗，肝郁化火用龙胆泻肝汤、痰热内扰用温胆汤。痰热内扰证在《黄帝内经》中称为"胃不和则卧不安"，即由于饮食不节伤胃，宿食停滞化生痰热所致。这两种实证，以祛邪为主，实邪一去患者自能安然入梦。

"**若论虚证首阴火，黄连阿胶、安神丸**"：若论及虚证不寐的治疗，首先看阴虚火旺证，治疗以黄连阿胶汤、朱砂安神丸。

"**心脾两虚时时醒，归脾、养心梦香甜**"：心脾两虚证的不寐，以睡眠较浅，多梦易醒为特点。治疗以归脾汤、养心汤二方化裁。

"**心胆气虚易惊醒，安神定志最相应**"：心胆气虚证的不寐，以胆怯心悸、易于惊醒为特点。治疗以安神定志丸。

"**病后年迈睡眠少，久服归脾可建功**"：若久病之后虚烦不寐，或老年人夜寐早醒而无虚烦之证的，都可以归脾汤调治。

◁ 附方歌括及浅释 ▷

1. **龙胆泻肝汤**（《医方集解》） 见前文"十、自汗、盗汗"内容。

2. **温胆汤**（《三因极一病症方论》）

> 温胆汤中苓半草，
>
> 枳竹陈皮加姜枣；
>
> 虚烦不眠证多端，
>
> 此宗胆虚痰上扰。

（半夏 6g，竹茹 6g，枳实 6g，陈皮 9g，炙甘草 3g，茯苓 5g，生姜 5 片，大枣 1 枚，水煎服。）

本方主治胆胃不合、痰热内扰所致的虚烦不眠或呕吐呃逆等症。方中以半夏为君，燥湿化痰，和胃止呕。以竹茹为臣，清胆和胃，清热化痰，除烦止呕。君臣相配，共奏化痰和胃、清胆除烦止呕之功。佐以陈皮理气和胃，燥湿化痰，枳实降气导滞，化痰消痞，所谓"治痰先治气，气顺痰自消"。再加茯苓健脾利湿，生姜大枣调和脾胃，培土以杜生痰之源。使以炙甘草益气和中，调和诸药。综观全方，化痰与理气合用，气顺痰自消；清胆与和胃兼行，热清胃不伤。

3. 黄连阿胶汤（《伤寒论》）

> 黄连阿胶鸡子黄，
>
> 黄芩芍药不可忘；
>
> 滋阴泻火清虚热，
>
> 交通心肾效力彰。

（黄连 12g，黄芩 6g，芍药 6g，鸡子黄 2 枚，阿胶 9g，先以水煎黄连、黄芩、芍药三味，以药汤烊化阿胶，待稍冷后加入鸡子黄，搅拌均匀服下。）

本方主治肾阴亏虚，心火亢盛，心肾不得相交为主要病机的病症。方中以味苦的黄连、黄芩为主药，泻心火，使心气下交于肾，所谓"阳有余，以苦除之"。以味甘之阿胶、芍药、鸡子黄辅之，滋肾阴，使肾水上济于心，正所谓"阴不足，以甘补之"。诸药合用，心肾交合，水升火降，共奏滋阴泻火，交通心肾之功。

4. 朱砂安神丸（《医学发明》）　见前文"十二、心悸"内容。

5. 归脾汤（《济生方》）　见前文"十一、血证"内容。

6. 养心汤（《仁斋直指方论》）

> 养心汤用草芪参，
>
> 二茯芎归柏子寻；
>
> 夏曲远志兼桂味，
>
> 再加酸枣总宁心。

（炙黄芪 15g，白茯苓 15g，茯神 15g，半夏曲 15g，当归 15g，川芎 15g，远志 8g，肉桂 8g，柏子仁 8g，酸枣仁 8g，五味子 8g，人参 8g，炙甘草 12g，大枣 2 枚，生姜 5 片，水煎服。）

本方主治气血不足，心神不宁证。方中以人参、黄芪为君，强壮心气；以当归为臣，补血养心，与人参、黄芪配伍以治气血不足；茯苓、茯神养心安神，以治神志不宁；佐以酸枣仁、柏子仁、远志、五味子补心安神定悸；半夏曲和胃消食，肉桂引火归原，川芎调肝和血，使诸药补而不滞；加入生姜、大枣更加益脾和中，调和气血之功；使以甘草调和诸药，且与参芪配伍增强益气之功。诸药配伍，共奏补益气血、养心安神之效。

7. 安神定志丸（《医学心悟》） 见前文"十二、心悸"内容。

突然昏倒四肢冷，

气、血、痰、食四般行。

气厥实用五磨饮，

虚以四味回阳用；

血厥实证通瘀煎，

独参治虚继养营；

痰厥导痰一方服，

食厥探吐第一功，

再以神术合保和，

若见便结服小承。

解析

"**突然昏倒四肢冷，气、血、痰、食四般行**"：中医厥证，可分为两种情况，一种是以突然昏倒、不省人事、四肢厥冷为主要表现的一种病证；另一种则是专指肢体和手足逆冷。本篇以下所述，均针对第一种情况。其病机主要由于气机突然逆乱，升降乖戾，气血运行失常所致。具体病因可分为气厥、血厥、痰厥、食厥四类。

"**气厥实用五磨饮，虚以四味回阳用**"：气厥的论治，需分为实、虚两端。实证气厥，多由暴怒导致气机逆乱、上壅心胸、阻塞清窍所致，治疗以五磨饮子顺气开郁。虚证的气厥，则由于元气素虚，又因悲伤或疲劳过度导致一时气不顺接所致，治疗以四味回阳饮加减以补气回阳。

"**血厥实证通瘀煎，独参治虚继养营**"：血厥的实证，也是由于暴怒，肝气上逆，血随气升，上蔽神明所致。此证与气厥实证相比，多见面唇紫，治疗以通瘀煎以活血顺气。虚证的血厥，由于失血过多，血虚不能上承所致。治疗急用独参汤灌服以益气固脱，防止气随血脱，继服人参养营汤益气养血以善后调理。

"痰厥导痰一方服"：痰厥是由于平素多痰多湿，复因恼怒气逆，痰随气升，上闭清窍所致。治疗以导痰汤为主。

"食厥探吐第一功，再以神术合保和，若见便结服小承"：食厥由于暴饮暴食，复遇恼怒，以致食填中脘，胃气不降，气逆于上，清窍闭塞。昏厥若在食后未久，应先用盐汤探吐以去实邪，即先给患者灌服适量浓盐水，然后用手指或其他东西刺激其咽喉进行探吐。吐后再以神术散合保和丸加减治之。若见腹胀而大便不通者，可用小承气汤导滞下行。

◁ 附方歌括及浅释 ▷

1. **五磨饮子（《医便》）** 见前文"六、喘证"内容。

2. **四味回阳饮（《景岳全书》）**

> 四味回阳饮固脱，
>
> 参附姜草四味酌；
>
> 眩晕昏仆脉沉微，
>
> 温阳益气疗效卓。

（人参12g，炮附子9g，炮姜9g，炙甘草9g，水煎服。）

本方主治泄泻如倾，阳气欲脱之危候及元阳虚脱证。方中以人参为君，回阳救逆，益气固脱。以附子、干姜共为臣，附子上行头项，彻肌表，温经散寒，干姜内温脏腑；佐以炙甘草调中缓急。诸药合用，共奏补气温阳之效。

3. 通瘀煎（《景岳全书》）

> 景岳全书通瘀煎，
>
> 活血顺气功效专，
>
> 归尾红花山楂泽，
>
> 乌青木附香字含。

（当归尾 9～15g，山楂、香附、红花各 6g，乌药 3～6g，青皮 4.5g，木香 2g，泽泻 4.5g，水煎服。）

本方主治妇人气滞血积，经脉不利，痛极拒按之证。方中当归尾活血、破血止痛，山楂入血分而活血散瘀消肿止痛，香附调经止痛，青皮疏肝理气，红花活血化瘀、通经止痛，乌药行气止痛，泽泻利水而消肿。全方共奏活血祛瘀、行气止痛之效。

4. 独参汤（《十药神书》）

> 独参功擅得嘉名，
>
> 血脱脉微可返生；
>
> 一味人参浓取汁，
>
> 应知专任力方宏。

（人参 20～30g，水煎成浓汁，一次服下。）

本方主治大汗大下之后，及吐血、血崩、血晕等证。失血之后，脏阴太虚，阴虚则不能维阳，阳亦随脱，故重用一味人参，任专力大，可以即刻奏功。

5. 人参养荣汤（《太平惠民和剂局方》）　见前文"十三、胸痹"内容。

6. 导痰汤（《校注妇人良方》）

> 二陈去梅加枳星，
>
> 方名导痰消积饮；

　　　　　　胸膈痞塞胁胀满，

　　　　　　坐卧不安服之宁。

（半夏 6g，南星 3g，枳实 3g，茯苓 3g，橘红 3g，甘草 2g，生姜 3g，水煎服。）

　　本方主治痰涎壅盛，胸膈痞塞，或咳嗽恶心，饮食少思，以及肝风夹痰，呕不能食，头痛眩晕，甚或痰厥者。方以半夏、南星燥湿化痰，枳实、橘红理气化痰；茯苓渗湿健脾，以杜生痰之源；生姜温中，所谓病痰饮者当以温药和之，甘草调和诸药。全方化痰、理气、健脾、温中相配，适于痰涎壅盛、气滞脾虚者。

7. 神术散（《医学心悟》）

　　　　　　医学心悟神术散，

　　　　　　平胃再加藿砂服；

　　　　　　时疫发热伤食吐，

　　　　　　胸满腹痛泻利除。

〔苍术（陈土炒）、陈皮、厚朴（姜汁炒）各 1 000g，甘草（炙）360g，藿香 250g，砂仁 120g，共研细末，每服 6～9g，开水调下，或以原比例调节，水煎服。〕

　　本方原治时行不正之气，致发热头痛，伤食停饮，胸满腹痛，呕吐泻利。方以藿香、苍术、厚朴、砂仁理气化浊；陈皮理气和胃、化湿，甘草调和诸药。以上共奏理气和胃化湿之功。

8. 保和丸（《丹溪心法》）

　　　　　　保和神曲与山楂，

　　　　　　陈翘莱菔苓半夏；

　　　　　　消食化滞和胃气，

　　　　　　煎服亦可加麦芽。

（山楂 180g，神曲 60g，半夏 90g，茯苓 90g，陈皮 30g，连翘 30g，莱菔子 30g，共为末，水泛为丸，每服 6～9g，温开水送下。）

本方主治一切食积所导致的脘腹痞满胀痛，嗳腐吞酸，恶食呕逆，或大便泄泻者。方中以山楂为君，以其消一切饮食积滞，尤善消肉食油腻之积。以神曲消食健脾和胃，善消酒食陈腐之积；莱菔子下气消食，善消谷面之积，共为臣药。佐以半夏、陈皮理气化滞，和胃止呕；茯苓渗湿健脾，和中止泻；连翘既能散结以助消积，又能清解食积所生之热。综观全方，以消食药祛除食积为主，辅以行气化湿、清热之品，作用平和，制成丸剂有缓消之意，为和中消导之轻剂。但应注意此为治标之剂，不宜久服，脾虚食滞者亦不宜服。

9. 小承气汤（《伤寒论》）

小承气汤朴实黄，

谵狂痞硬上焦强。

（酒大黄 12g，炙厚朴 6g，炙枳实 9g，水煎服。）

本方轻下热结，主治阳明腑实证。方中以大黄为主药，泄热攻积通便，荡涤肠胃积滞。辅以厚朴行气消胀除满，枳实下气消痞破结，佐厚朴行气除痞。综观全方，泻下与行气并重，泻下以利行气，行气以助泻下，相辅相成，共奏泻下热结之功。

【证治歌括】

郁证初由肝气结，

化火、痰郁随之行；

无热柴胡疏肝散，

化火丹逍、左金能，

痰郁半夏厚朴用，

以上三型均实证。

虚证首见忧伤神，

甘麦大枣妙绝伦；

心脾两虚归脾用；

阴虚火旺清肝饮。

◇ 解析 ◇

"**郁证初由肝气结，化火、痰郁随之行**"：郁证是由于情志不舒、气机郁滞所引起的一类病证。《景岳全书》论及六郁，即气郁、血郁、痰郁、湿郁、热郁、食郁等六种，其中气郁为先，而后湿、痰、热、血、食等诸郁才能形成。

"**无热柴胡疏肝散，化火丹逍、左金能**"：肝气郁结型的郁证，当热象不明显时，以柴胡疏肝散加减治疗；而当气郁化火时，治疗以丹栀逍遥散合左金丸治之。

"**痰郁半夏厚朴用**"：肝气郁结导致湿聚成痰，形成气滞痰郁证时，治疗以半夏厚朴汤。

"**以上三型均实证**"：以上三个证型，即肝气郁结证、气郁化火证、气滞痰郁证，都是郁证中的实证，以下再论述郁证中的虚证。

"虚证首见忧伤神，甘麦大枣妙绝伦"：郁证中的虚证，首先常见忧郁伤神证，以精神恍惚、心神不安、悲忧善哭为特点，治疗以甘麦大枣汤。

"心脾两虚归脾用"：心脾两虚证，治疗以归脾汤加减。

"阴虚火旺清肝饮"：阴虚火旺证，治疗以滋水清肝饮加减。需要注意的是，开郁理气的药物常常是香燥之品，对于郁证病久阴血暗耗者，当慎用。而香橼、佛手等，其性平和，理气而不伤阴，无论新恙久病，均可选用。

附方歌括及浅释

1. 柴胡疏肝散（《景岳全书》）

四逆散里加芎香，

枳实易枳行气良；

益陈柴胡疏肝散，

气闷胁痛皆可畅。

［陈皮（醋炒）、柴胡各 6g，川芎、香附、枳壳（麸炒）、芍药各 4.5g，炙甘草 1.5g，水煎服，食前服。］

本方主治肝气郁结、气滞血瘀所致的胸胁疼痛、寒热往来之症。方中四逆散去枳实，加陈皮、枳壳、川芎、香附，以加强行气疏肝之力，肝气调达，血脉通畅，则诸症自除。本方虽由四逆散加味，而各药用量已变，尤其炙甘草之量大减，是着眼点大不同。夫四逆散者，治疗脾气素虚，又外邪传入少阴而致抑遏阳气不得至于四肢，故炙甘草量大，甘温益气健脾，他药则祛邪、升阳、理气、和血；本方则重在疏理肝气。

2. 丹栀逍遥散（《内科摘要》）

逍遥散用当归芍，

柴苓术草加姜薄；

更有丹栀逍遥散，

调经解郁清热着。

（白芍 12g，茯苓 10g，当归 9g，柴胡 9g，白术 9g，牡丹皮 9g，栀子 9g，甘草 6g，水煎服。）

本方主治肝脾血虚，化火生热所致的烦躁易怒、自汗盗汗、头痛目涩、颊赤口干、月经不调等病症。方中以逍遥散疏肝解郁，健脾和营，加牡丹皮、栀子清泄肝火，诸药合用，共奏疏肝健脾、养血清热之功。

3. 左金丸（《丹溪心法》）

左金黄连与吴萸，

胁痛吞酸悉能医；

主治肝火犯胃证，

连比吴萸六比一。

（黄连 180g，吴茱萸 30g，共为末，水泛为丸，每服 2～3g。）

本方主治肝火犯胃所致的胁肋胀痛、嘈杂吞酸、呕吐口苦、脘痞嗳气等症。方中以黄连为君，取其善治胃热，可配吴茱萸清肝，并且黄连善泻心火，有实则泻其子之意。以吴茱萸为佐使，疏肝解郁，和胃降逆，助黄连和胃降逆止呕，同时又制约黄连苦寒，还能引黄连入肝经。综观全方，辛开苦降，寒热共投，泻火而不凉遏，温降而不助火邪；肝胃并治而以清肝火为主，肝火清则胃气降。

4. 半夏厚朴汤（《金匮要略》）

半夏厚朴用紫苏，

茯苓生姜共煎服；

痰凝气聚成梅核，

降逆开郁气自舒。

（半夏 12g，厚朴 9g，茯苓 12g，生姜 9g，苏叶 6g，水煎，分4 次服。）

本方主治痰气郁结之梅核气[①]。方中以半夏为君[②]，化痰散结，降逆和胃。以厚朴为臣，行气开郁，下气除满，二药相配体现了痰气并治。佐以茯苓渗湿健脾，增强半夏化痰之力；苏叶理肺疏肝，协厚朴行气宽胸，开郁散结；生姜宣散水气，降逆止呕，助半夏化痰散结，和胃止呕，并解半夏之毒。诸药合用，行气化痰，痰郁并治，辛开苦降，散结降逆。

（注：①《中医内科学》中亦不再提梅核气，统称郁证；②有些版本教材中以半夏、厚朴为君。）

5. 甘麦大枣汤（《金匮要略》）　见前文"十、自汗、盗汗"内容。

6. 归脾汤（《济生方》）　见前文"十一、血证"内容。

7. 滋水清肝饮（《医宗己任编》）　见前文"十一、血证"内容。

十七 癫狂

癫证默痴语无伦，

静而多喜似贤人；

狂以喧扰、躁妄、骂，

动而多怒武将身。

先论癫证痰气郁，

顺气导痰加志、蒲；

心脾两虚养心汤，

可合甘麦大枣服。

狂证痰火上扰先，

生铁落饮斟酌添；

火盛伤阴二阴煎，

可合《千金》定志丸。

癫狂常有血瘀阻，

血府逐瘀、梦醒服。

解析

"**癫证默痴语无伦，静而多喜似贤人；狂以喧扰、躁妄、骂，动而多怒武将身**"：癫与狂都是精神失常的疾患，癫证以沉默痴呆、语无伦次、静而多喜为特征，歌括中以修身有道、恬静安然的"圣贤"表现来比喻癫证的状态。狂证以喧扰不宁、躁妄打骂、动而多怒为特征，歌括中以古时脾气暴躁、动辄易怒的"武将"来比喻狂证的状态。

"**先论癫证痰气郁，顺气导痰加志、蒲**"：先论癫证的治疗：

痰气郁结证用顺气导痰汤加远志、郁金、石菖蒲等。

"心脾两虚养心汤，可合甘麦大枣服"：心脾两虚证，治疗以养心汤为主方，亦可与甘麦大枣汤合用。

"狂证痰火上扰先，生铁落饮斟酌添"：现在再论述狂证的治疗，先讲痰火上扰证，治疗以生铁落饮为主方。

"火盛伤阴二阴煎，可合《千金》定志丸"：火盛伤阴证，治疗以二阴煎为主方，亦可合用《千金》定志丸。

"癫狂常有血瘀阻，血府逐瘀、梦醒服"：此外，癫狂二证常有瘀血内阻，除上述癫狂的相应表现外，还有面色晦滞、舌质紫暗、舌下脉络瘀阻等瘀血证的表现，治疗以血府逐瘀汤合癫狂梦醒汤加减。

❀ 附方歌括及浅释 ❀

1. 顺气导痰汤（验方）

> 验方顺气导痰汤，
>
> 温胆去竹加木香；
>
> 再把胆星香附入，
>
> 理气化痰解郁良。

（半夏 12g，陈皮 12g，茯苓 12g，甘草 6g，枳实 12g，胆南星 9g，生姜 9g，香附 9g，木香 9g，水煎服。）

本方主治气郁痰结所致的癫狂证。方以半夏、陈皮、胆南星、茯苓理气化痰，再配香附、木香、枳实行气，全方共奏顺气、化痰之效。

2. 养心汤（《仁斋直指方论》） 见前文"十四、不寐"内容。

3. 甘麦大枣汤（《金匮要略》） 见前文"十、自汗、盗汗"内容。

4. 生铁落饮（《医学心悟》）

> 《医学心悟》铁落饮，
>
> 二冬二茯胆南星；
>
> 橘志蒲翘钩玄贝，
>
> 更加朱丹可镇心。

（天冬 9g，麦冬 9g，贝母 9g，胆南星 3g，橘红 3g，远志肉 3g，石菖蒲 3g，连翘 3g，茯苓 3g，茯神 3g，玄参 5g，钩藤 5g，丹参 5g，辰砂 1g，生铁落先煎，取此水煎其他药。）

本方主治痰火上扰的癫狂证。方中以天冬、麦冬清心化痰；贝母、胆南星、橘红清热化痰；远志、菖蒲、茯苓、茯神安神定志；玄参、连翘、钩藤、丹参养阴散风；辰砂镇痉。诸药合用，安神定志与镇心除痰共进，以使痰化窍开，神清志定。

5. 二阴煎（《景岳全书》）

> 二阴生地草枣冬，
>
> 玄连灯竹苓木通；
>
> 心悸癫狂皆可治，
>
> 清心滋阴有奇功。

（生地 6～9g，麦冬 6～9g，酸枣仁 6g，生甘草 3g，玄参 4.5g，黄连 3～6g，茯苓 4.5g，木通 4.5g，灯心草 3g，竹叶 6g，水煎服。）

本方主治心经有热所致的惊狂失笑、多言多笑，或疡疹烦热失血等证。方中以生地滋肾水，凉血清热；麦冬滋养心阴，清心除烦；玄参养阴清热，三药合用，寓增液汤之意。再以黄连清心除烦，酸枣仁养心安神，生甘草清热解毒，木通、茯苓、灯心草、竹叶清心导热下行。诸药合用，共奏滋阴降火，清心宁神之功。

6. 定志丸（《备急千金要方》）

> 定志丸治失眠好，
>
> 参茯远志石菖草；
>
> 一方另有麦苓术，
>
> 定志安神除烦恼。

（党参 12g，茯神 12g，石菖蒲 9g，远志 9g，甘草 6g；一方有茯苓 12g，白术 12g，麦冬 12g，水煎服。）

本方主治心气虚损，心神不定所致神志恍惚、语无伦次等症。方中党参补气养心，茯神养心安神定志，菖蒲、远志化痰开窍交通心肾，宁心安神，甘草调和诸药。诸药合用，共奏补气养心、安神开窍之功。

7. 血府逐瘀汤（《医林改错》） 见前文"十三、胸痹"内容。

8. 癫狂梦醒汤（《医林改错》）

> 癫狂梦醒桃仁功，
>
> 香附青柴半木通；
>
> 陈腹赤桑苏子炒，
>
> 倍加甘草缓其中。

（桃仁 24g，柴胡 9g，香附 6g，木通 9g，赤芍 9g，半夏 6g，大腹皮 9g，青皮 6g，陈皮 9g，桑白皮 9g，苏子 12g，甘草 15g，水煎服。）

本方主治气滞血瘀证的癫狂。方中以桃仁为君，活血化瘀，并引瘀血下行。以赤芍为臣，活血祛瘀。佐以木通通脉，大腹皮、陈皮、桑白皮化痰泄浊，降气散结，使痰浊从下而出；柴胡、香附、青皮疏肝解郁，行气散结；柴胡与陈皮合用，一升一降，调理全身气机。使以甘草缓急调药。诸药合用，活血理气消痰，血活则气畅，气畅则郁解，郁解则痰消，痰消则窍通。

十八 痫证

【证治歌括】

痫证首宜责之"痰"，

　肝脾肾损为病端；

痰火内盛龙胆泻，

　合以涤痰妙无边；

风痰闭阻定痫用；

心肾亏虚补元煎，

　或以六君来调治，

酌加虫药研服先；

禁食羊肉、酒燥品，

　若合活血法更全。

解析

"痫证首宜责之'痰'，肝脾肾损为病端"：痫证是一种发作性神志异常的疾病，又名"癫痫"或"羊痫风"，其特征为发作性精神恍惚，甚则突然仆倒，昏不知人，口吐涎沫，两目上视，四肢抽搐，或口中如作猪羊叫声，移时苏醒。

本病发生之病理原因，尤以痰邪作祟最为重要。《医学纲目·癫痫》所说"癫痫者，痰邪逆上也"即是此意。而肝脾肾的损伤是痫证的主要病理基础，所以治疗方面，宜分标本虚实。频繁发作时，以治标为主，着重豁痰顺气；平时则以治本为重，宜健脾化痰、补益肝肾等。

"痰火内盛龙胆泻，合以涤痰妙无边"：痰火内盛证的痫证治疗，以龙胆泻肝汤合涤痰汤加减。

"风痰闭阻定痫用"：风痰闭阻证的痫证，治疗以定痫丸为主。

"心肾亏虚补元煎，或以六君来调治"：心肾亏虚证的痫证，治疗以大补元煎、六君子汤加减。

"酌加虫药研服先"：上述各种证型的癫痫，均可在辨证处方中，加入全蝎、蜈蚣等虫类药，以息风解痉镇痫，可以提高临床疗效。一般以研粉吞服为宜，每服 1～1.5g，每日服 2 次。如全蝎、蜈蚣并用，可各服 0.5～1g，日服 2 次。小儿剂量酌减。

"禁食羊肉、酒燥品"：痫证的生活调理占有重要的地位，患者必须避免劳累过度及精神刺激，羊肉、酒浆等燥热之品，常易诱发痫证，应当禁忌。本证患者不宜从事驾驶、高空作业及水上作业，不宜骑自行车，以免发生意外。

"若合活血法更全"：癫痫常与气血瘀滞有关，尤以外伤引起本病者为最多见。故可配合丹参、红花、桃仁、川芎等活血化瘀之品。

◇ 附方歌括及浅释 ◇

1. **龙胆泻肝汤**（《医方集解》）　见前文"十、自汗、盗汗"内容。

2. **涤痰汤**（《济生方》）　见前文"七、肺胀"内容。

3. **定痫丸**（《医学心悟》）

> 定痫二茯贝天麻，
> 丹麦陈远蒲姜夏；
> 胆星蝎蚕珀竹沥，
> 姜汁甘草灯朱砂；

镇心祛痰又开窍，

平肝息风控痫发。

（天麻 30g，川贝 30g，姜半夏 30g，茯苓 30g，茯神 30g，胆南星 15g，石菖蒲 15g，全蝎 15g，甘草 15g，僵蚕 15g，琥珀 15g，灯心草 15g，陈皮 20g，远志 20g，丹参 60g，麦冬 60g，辰砂 9g，共为末，用甘草 120g 熬膏，加竹沥 100ml，姜汁 50ml，和匀调药为小丸，每服 6g，早晚各 1 次，温开水送服。）

本方主治风痰蕴热之痫证，亦可用于癫狂。方中以竹沥清热滑痰，镇惊利窍，配以姜汁，取其温开而助化痰利窍。以胆南星清火化痰，镇惊定痫。丹参、菖蒲开瘀利窍。全蝎、僵蚕息风止痉，天麻化痰息风，辰砂、琥珀、远志、灯心草、茯神镇惊宁神，以助解痉定痫之功。半夏、陈皮、贝母、茯苓、麦冬祛痰降逆，兼防伤阴。甘草调和诸药。综观全方，寒热兼进，清热化痰与平肝息风并施，醒神开窍与镇惊安神同用，集大队化痰药于一方，融息风、止痉、通络药于一体，佐以开窍与宁神，药味多而不杂，层次分明。

4. 大补元煎（《景岳全书》）

大补元煎景岳方，

山药山萸熟地黄；

参草枸杞归杜仲，

真阴亏耗此方尝。

（人参 10g，炒山药 6g，熟地 6～9g，杜仲 6g，当归 6～9g，山茱萸 3g，枸杞子 6～9g，炙甘草 3～6g，水煎服。）

本方主治气血大亏，精神失守之危重症。方中以人参为君，大补元气。以熟地、当归滋阴补血，共为臣药，人参与熟地相配，即为景岳之两仪膏，善治精气大耗之证。佐以枸杞子、萸肉补肝肾，杜仲温肾阳。使以甘草助补益，调和诸药。诸药合用，共奏大补真元、益气养血之功，景岳曾称此方为"救本培元第一要方"。

5. **六君子汤**（《**医学正传**》）见前文"五、哮证"内容。

十九 胃痛

胃痛首论病口入，

寒邪客胃、饮食停，

良附、保和分别用；

再论胃病因七情：

肝气犯胃疏肝散；

肝胃郁热化肝煎，

热灼胃络血吐出，

泻心汤服宜苦寒；

瘀血停滞食后甚，

细分虚实治方全：

失笑、丹参加黄、草，

虚证饮调营敛肝；

胃阴亏虚用一贯，

再合止痛芍药甘；

脾胃虚寒得食减，

黄芪建中速服煎。

胃痛日久寒热杂，

脘痞肠鸣下利兼，

消化、吸收两障碍，

甘草泻心可斡旋。

◆ 解析 ◆

"胃痛首论病口入，寒邪客胃、饮食停，良附、保和分别用"：胃痛，又称胃脘痛，以上腹胃脘近心窝处经常发生疼痛为主证。胃主受纳水谷，民谚有云："病从口入"，概指饮食不当可致胃病也。所以胃痛的原因，首先要从吃到嘴里的东西而论。食饮不当致病，主要有两个方面：一者吃进去的东西过凉，导致"寒邪客胃"证，一者吃进去的东西过多，导致"饮食停滞"证，前者以良附丸加味治疗，后者以保和丸加减治疗。

"再论胃病因七情"：实证导致的胃痛，除了"吃"出来的胃痛，就是"气"出来的胃痛，也就是忧思恼怒等七情不当导致的胃痛。七情导致胃痛的情况一般多责之于肝，因肝与胃是木与土的关系，木既可以疏土以保证胃功能正常化，也可以乘土从而导致胃的病变。

"肝气犯胃疏肝散；肝胃郁热化肝煎"：肝郁气滞导致的胃痛，先出现"肝气犯胃"证，如果气郁日久化热，就会出现"肝胃郁热"证了，两者以有热、无热来界之。无热的肝气犯胃证治疗以柴胡疏肝散为主方治疗，有热的肝胃郁热证以化肝煎来治疗。因内热易伤阴，此时投药慎用香燥之品，以防进一步耗阴。可选用香橼、佛手、绿萼梅等理气而不伤阴的药物来解郁止痛，此即叶天士所说的"忌刚用柔"。

"热灼胃络血吐出，泻心汤服宜苦寒"：在肝胃郁热一证中，如果火热太盛，可以灼伤胃络而导致吐血，此时治疗可以《金匮要略》泻心汤苦寒清泄，直折其火，使火降气顺而血自止。

"瘀血停滞食后甚，细分虚实治方全"：瘀血停滞证的胃痛以痛有定处而拒按，或痛如针刺、食后痛甚为主要疼痛特点。临床见到此证，要细分新病的实证，还是久病兼虚，这样治疗才能全面而不失偏颇。治疗用方详见下面的歌括。

"**失笑、丹参加黄、草，虚证饮调营敛肝**"：实证的瘀血停滞证，治疗以失笑散合丹参饮加大黄、甘草。前方重在活血，后方活血中偏于理气，加入大黄是为了逐瘀通腑，加入甘草是为了缓急和中。虚证兼见瘀血停滞时，以调营敛肝饮加减治疗。

"**胃阴亏虚用一贯，再合止痛芍药甘**"：胃阴亏虚证的胃痛，治疗用一贯煎合芍药甘草汤。

"**脾胃虚寒得食减，黄芪建中速服煎**"：脾胃虚寒证的胃痛，以空腹痛甚、得食痛减为特点。治疗以黄芪建中汤加减。

"**胃痛日久寒热杂，脘痞肠鸣下利兼，消化、吸收两障碍，甘草泻心可斡旋**"：又有胃痛日久不愈，形成寒热错杂者，常见胃脘痞硬、干噫食臭，腹中雷鸣下利等症，这是由于胃热肠寒或胃寒肠热所致的消化不良、吸收障碍，治疗可以《伤寒论》之甘草泻心汤加减，该方是寒热并用、辛开苦降从而和胃消痞的经典用方，临床应用时必须详辨患者的"寒"和"热"哪一项更重，从而调整方中姜、连的用药比例，这样才能更加适合患者的具体情况，恰到好处，切中病机。

附方歌括及浅释

1. 良附丸（《良方集腋》）

良姜香附等分研，

米汤姜汁加食盐；

合制为丸空腹服，

胸闷脘痛一齐蠲。

（高良姜、醋香附各等分，共为细末，作散剂或水丸，每服
6g，每日 1～2 次。）

本方主治肝气或客邪犯胃所致的脘痛呕吐，或连胸胁胀痛等
症。方中以高良姜温中暖胃，散寒止痛；香附疏肝开郁，行气止
痛，二药合用，共奏行气疏肝、祛寒止痛之功。

2. **保和丸**（《丹溪心法》）　见前文"十五、厥证"内容。

3. **柴胡疏肝散**（《景岳全书》）　见前文"十六、郁证"内容。

4. **化肝煎**（《景岳全书》）

> 肝胃郁热化肝煎，
>
> 青陈二皮芍药丹；
>
> 栀子泽泻土贝母，
>
> 泄热和胃又疏肝。

（青皮 6g，陈皮 6g，芍药 6g，牡丹皮 4.5g，炒栀子 4.5g，泽泻
4.5g，土贝母 6～9g，水煎服。）

本方主治怒气伤肝，因而气逆动火，见烦热胁痛，甚至吐血、鼻
衄等症。方中以青皮疏肝破气，陈皮理气和中，二药合用，有升降
气机之妙。加芍药养肝柔肝；牡丹皮、栀子清肝泻火；泽泻导热下
行；土贝母苦寒，景岳认为其能"清肝火，开郁结，止疼痛，消胀
满"，"治吐血、衄血。"诸药合用，共奏疏肝理气、清肝泻火之功。

5. **泻心汤**（《金匮要略》）　见前文"十一、血证"内容。

6. **失笑散**（《太平惠民和剂局方》）

> 失笑灵脂共蒲黄，
>
> 等分作散醋煎尝；
>
> 血瘀少腹时作痛，
>
> 祛瘀止痛效非常。

（五灵脂、蒲黄各等分，共为细末，每服6g，用黄酒或醋冲服。亦可作汤剂水煎服。）

本方主治瘀血内停，脉道阻滞，血行不畅所致的心腹剧痛，或产后恶露不行，或月经不调、少腹急痛等。方中以五灵脂、蒲黄相须为用，通利血脉，祛瘀止痛。用醋或黄酒冲服，取其活血脉，行药力，化瘀血，加强活血止痛作用。诸药合用，共奏祛瘀止痛、推陈致新之功。

7. 丹参饮（《医宗金鉴》）

> 心腹诸痛有妙方，
>
> 丹参砂仁加檀香；
>
> 气滞血瘀两相结，
>
> 瘀散气顺保安康。

（丹参30g，檀香5g，砂仁5g，水煎服。）

本方主治气血瘀滞互结于中所致的心胃诸痛。方中以丹参为君，活血祛瘀。以檀香、砂仁为佐使，行气宽中止痛。诸药合用，使气血通畅，则疼痛自止。

8. 调营敛肝饮（《医醇賸义》）

> 调营敛肝饮白芍，
>
> 川味蛤粉炒阿胶；
>
> 枸杞木香姜陈皮，
>
> 枣仁当归茯苓枣。

［当归身6g，白芍4.5g，阿胶（蛤粉炒）4.5g，枸杞子9g，五味子1.5g，川芎2.4g，酸枣仁（炒，研）4.5g，茯苓6g，陈皮3g，木香1.5g，上加大枣2个、生姜3片，水煎服。］

本方主治操烦太过，营血大亏，虚气无归，横逆胀痛之证。方以归身、白芍、阿胶、枸杞子滋阴养血，以养肝体、顺肝性；用川芎、陈皮、木香理气疏肝；五味子、酸枣仁柔肝安神，茯苓健脾，以防肝横逆克脾；煎时加大枣、生姜以养血、和胃，调和诸药。全方在补肝血、滋肝阴的基础上疏理肝气，佐以扶脾，符合肝体阴用阳、见肝病先实脾的调理特点。

9. 一贯煎（《柳洲医话》）

一贯煎中生地黄，

沙参归杞麦冬藏；

少佐川楝泻肝气，

阴虚胁痛此方良。

（北沙参 10g，麦冬 10g，当归身 10g，生地 30g，枸杞子 12g，川楝子 5g，水煎服。）

本方主治肝肾阴虚，肝气郁滞所致的胸胁脘痛，吞酸吐苦，咽干口燥，亦治疝气瘕聚。方中以生地为君，益肾养肝，滋水涵木。以枸杞子补肝肾，益精血；当归养血补肝，且养血之中有调血，补肝之中寓疏达，共为臣药。佐以北沙参、麦冬，滋养肺胃，养阴生津，润燥止渴，寓佐金平木，培土抑木之意。使以川楝子疏肝泄热，理气止痛，配伍甘寒滋阴养血药之中，既无苦燥伤阴之弊，又可泄肝火而平横逆。综观全方，大队甘凉柔润滋阴之中，少佐苦辛疏泄之品，养肝体而利肝用，寓疏于养，滋养而不黏腻滞气，疏肝又不耗阴。

10. 芍药甘草汤（《伤寒论》）

芍药甘草合成方，

酸甘化阴此方良；

伤寒专治脚挛急，

养血复阴筋脉养。

（白芍药 12g，炙甘草 12g，水煎服。）

本方主治津液受损、阴血不足、筋脉失濡所致诸证。脾主四肢，胃主津液，阳盛阴虚，脾不能为胃行其津液，以灌四旁，故脚急，筋脉挛缩。方中以芍药养血益阴，缓急止痛；炙甘草补中益气，资气血生化之源，另能缓急止痛，助芍药缓挛急、止腹痛。二药合用，一酸一甘，酸甘化阴，阴液恢复，筋脉得养，则脚挛急自伸。

11. 黄芪建中汤（《金匮要略》）

黄芪建中用饴糖，

桂芍草枣合生姜；

调理阴阳缓肝急，

虚寒腹痛是良方。

（黄芪 4.5g，白芍 18g，桂枝 9g，炙甘草 6g，生姜 9g，大枣 4 枚，饴糖 30g，取前六味水煎取汁，兑入饴糖温服。）

本方主治中焦虚寒之虚劳里急证，症见腹中时时拘急疼痛，喜温喜按，少气懒言；或心中悸动，虚烦不宁；或伴神疲乏力，手足烦热，咽干口燥，舌淡苔白，脉细弦。方中以饴糖为君，温中补虚，益阴润燥，缓急止痛。以桂枝温脾阳散虚寒，合饴糖辛甘化阳，温中益气；倍用白芍益阴养血，柔肝缓急止痛，合饴糖酸甘化阴，补阴血缓急止痛，共为臣药。佐以生姜温中散寒，助桂温中；大枣益脾滋液，助饴糖补益脾虚，辅白芍养血，姜、枣相合，鼓舞脾胃生发之气，调营卫，和阴阳，黄芪增强益气建中之力，阳生阴长，诸虚不足之证自除。使以炙甘草助饴、桂补气温中，合饴、芍益脾养肝，缓急止痛，兼以调和诸药。综观全方，重在甘温，兼用阴柔，温中补虚，柔肝理脾，且辛甘与酸甘并用，滋阴和阳，营卫并调。

12. 甘草泻心汤（《伤寒论》）

甘草泻心伤寒方，

芩连参夏枣干姜；

少阳误下遂成痞，

平调寒热和胃良。

（半夏9g，黄芩6g，干姜6g，人参6g，黄连3g，炙甘草9g，大枣4枚，水煎服。）

本方主治胃气虚弱，腹中雷鸣下利，水谷不化，心下痞鞕而满，干呕心烦不得安等证。方中以甘草、黄连、黄芩为君，清热化湿，解毒杀虫。干姜、半夏辛苦化合，和胃化湿杀虫为臣药；人参、大枣健运中气，以祛湿邪为佐药。诸药相伍，可清热去湿，解毒杀虫。

二十 噎膈

噎为噎塞不畅顺，

膈为格拒食即吐。

痰气交阻启膈散，

日久"三结"证即出：

津亏热结安中饮；

瘀血内结通幽服；

气虚阳微分脾肾，

温脾补气运脾须，

温肾可用右归丸；

调食顺情为相辅。

解析

"噎为噎塞不畅顺，膈为格拒食即吐"：噎即噎塞，指吞咽之时梗噎不顺；膈为格拒，指饮食不下，或食入即吐。噎虽可单独出现，而又每为膈的前驱，正如张璐《千金方衍义》所言："噎之与膈，本同一气，膈证之始，靡不由噎而成。"所以临床常将噎膈并称。

噎膈需与"关格""反胃"相鉴别：三者都有呕吐的表现，关格属于噎膈的危重阶段，主要表现为饮食不下和二便不通，病机解释为阳竭于上而水谷不入，阴竭于下而二便不通，此系开合之机已废，是阴阳离决的一种表现。

反胃又称胃反，主要表现为食入之后，停留于胃中一段时间，不是立即就吐出来，而是朝食暮吐，暮食朝吐，但吐出者皆属于未经消化的食物。本病的病机是由于中焦虚寒，不能消化谷食，饮食停留，终致呕吐而出。《圣济总录·呕吐门》载："食久反出，是无火也。"

"痰气交阻启膈散"：噎膈初起轻证时，常由于忧思郁怒，肝脾气结，导致痰气交阻。《素问·通评虚实论》曰："膈塞闭绝，上下不通，则暴忧之病也。"痰气交阻证，治疗以启膈散为主方。

"日久'三结'证即出"：噎膈的病位，虽在食管，属胃气所主，但又与肝、脾、肾都密切相关。实证病机是气、血、痰三者互结，虚证病机则是津亏热结和阳气衰微，学者可从"结"字上细加玩味。《素问·阴阳别论》曰："三阳结谓之膈。"

"津亏热结安中饮"：津亏热结证治疗以五汁安中饮加味。

"瘀血内结通幽服"：瘀血内结证治疗以通幽汤为主。

"气虚阳微分脾肾，温脾补气运脾须，温肾可用右归丸"：气虚阳微证要细分脾阳虚还是肾阳虚，脾阳虚为主的用补气运脾汤，肾阳虚为主的可用右归丸。

"调食顺情为相辅"：噎膈的治疗虽需临证细辨，但步步应以"顾胃气"为主，胃气一振，则化源充足，诸证可图；反之若胃气一绝，则诸药罔效，势必不救。然而本病多与饮食情志有关，所以精神的安慰与饮食的调摄，对辅助治疗很有必要。

附方歌括及浅释

1. 启膈散（《医学心悟》）

> 启膈散中郁金用，
> 沙参丹参贝荷苓；
> 杵头糠与砂仁壳，
> 噎膈津枯燥结通。

（沙参 9g，丹参 9g，茯苓 3g，川贝母 4.5g，郁金 1.5g，砂仁壳 1.2g，荷叶蒂 2 个，杵头糠 1.5g，水煎服。）

本方主治噎膈，症见咽下梗塞，食入即吐，或朝食暮吐，胃脘胀痛，舌绛少津，大便干结者。方中以沙参为君，润肺止咳，养胃生津。以贝母养阴化痰解凝，砂仁壳行气散结共为臣药。佐以荷蒂醒胃，茯苓渗湿健脾，共促脾胃运化，布散水津。郁金、丹参活血化瘀；使以杵头糠引药通咽达胃，化浊和胃降逆。诸药合用，共奏润燥解郁、化痰降逆之功。

2. 五汁安中饮（验方）

> 五汁饮中五般汁，
> 韭姜梨藕牛乳齐；
> 养阴和胃降逆气，
> 津亏热结此方适。

（牛乳 60ml，韭汁 10ml，生姜汁 10ml，藕汁 10ml，梨汁 60ml，兑匀，水煎频服。）

本方主治噎膈，胸膈痞闷隐痛，吞咽梗阻，口干咽燥，大便艰涩，形体枯槁之证。方以牛乳润燥养血为君，韭汁、藕汁消瘀益胃，姜汁温胃散痰，梨汁消痰降火。全方共奏养血消瘀、化痰通膈之效。

3. 通幽汤（《兰室秘藏》）

> 通幽汤中二地俱，
> 桃仁红花归草濡；
> 升麻升清以降浊，
> 噎塞便秘此方需。

（生地 20g，熟地 20g，桃仁泥 10g，红花 10g，当归 20g，炙甘草 10g，升麻 10g，水煎服。）

本方主治幽门不通而上攻，症见噎塞，气不得上下，大便艰难。方中以当归为君，养血润燥而通便。以生地、熟地为臣，辅助当归滋阴补血润燥。佐以桃仁、红花活血祛瘀，润肠通便；升麻升胃中清阳，引诸药入阳明，升清降浊，加强通便之功。使以甘草调和诸药，益气和中。诸药合用，共奏活血通幽、滋阴养血之功。

4. 补气运脾汤（《证治准绳》）

补气运脾"六君"弥，

姜枣砂仁佐黄芪；

脾胃虚弱湿气滞，

行气化湿消痞宜。

注：本方亦可巧记为"六君将找人下棋（六君姜枣仁一芪）"。

[人参 6g，白术 9g，橘红、茯苓各 4.5g，黄芪（蜜炙）3g，砂仁 2.4g，炙甘草 1.2g，加生姜 1 片，大枣 1 枚，水煎，空腹服。有痰，加半夏曲 3g。]

本方主治脾虚不运之噎膈。症见水饮不下，泛吐多量黏液白沫，或面浮足肿、形寒气短、精神疲惫、腹胀等证。方中人参、白术、黄芪、炙甘草、茯苓补脾益气；砂仁、陈皮、半夏曲和胃降逆；生姜、大枣调和脾胃。诸药合用，共奏补脾益气之功。

5. 右归丸（《景岳全书》）

右归丸中地附桂，

山药萸蒄丝归；

杜仲鹿胶枸杞子，

益火之源此方魁。

（熟地 240g，炒山药 120g，山茱萸 90g，枸杞子 120g，鹿角胶

120g，菟丝子 120g，杜仲 120g，当归 90g，肉桂 60～120g，制附子 60～180g，共为末，配作蜜丸，每丸约重 15g，早晚各 1 丸。）

本方主治肾阳不足，命门火衰证。方中以肉桂、附子、鹿角胶为君，温补肾阳，填精补髓。以熟地、山茱萸、山药、菟丝子、枸杞子、杜仲为臣，滋阴益肾，养肝补脾。佐以当归补血养肝。综观全方，补阳药与补阴药相配，则阳得阴助，生化无穷，妙在阴中求阳；且集诸补药于一方，所谓纯补无泻之剂，益火之源，以培右肾之元阳，使元阳归原，故名右归。

呕吐有实也有虚，

实因邪、食、情不遂：

外邪犯胃藿香正；

痰饮内阻二方委：

小半夏、苓桂术甘，

饮食停滞保和配；

半夏厚朴合左金，

主治肝气来犯胃。

虚证呕吐列阴阳：

脾胃虚寒理中对；

胃阴不足麦门冬。

临证莫慌细思维。

解析

"呕吐有实也有虚"：呕吐虽是一病，但从定义上看病名仍可细分：有物有声的谓之呕，有物无声的谓之吐，无物有声的谓之干呕。呕与吐常同时发生，故一般并称呕吐。另外古代的"哕"近代称为呃逆，是指喉间呃呃连声、声短而频、不能自制的一种表现。

呕吐均因胃气上逆引起，辨证需分虚实，请参见下面的歌括讲述。

"实因邪、食、情不遂"：实证的呕吐常因"邪"（外邪侵袭）、"食"（饮食不节）、"情不遂"（即情志失调）三个方面的原因导致胃气失降，而虚证的胃气不降则有阴虚和阳虚之别，即后面歌括中道及的"虚证呕吐列阴阳。"

"**外邪犯胃藿香正**":外邪犯胃证,以突然呕吐,伴头身疼痛或有寒热为临床特征。治疗以藿香正气散为主。

"**痰饮内阻二方委:小半夏、苓桂术甘**":痰饮内阻证,以呕吐清水痰涎与头眩心悸为临床特征。治疗需二方合用,即小半夏汤合苓桂术甘汤加减。

"**饮食停滞保和配**":饮食停滞证,以呕吐酸腐、大便臭秽、得食则甚、吐后反快为临床特征。治疗以保和丸为主。

"**半夏厚朴合左金,主治肝气来犯胃**":肝气犯胃证,以恼怒引发、呕吐吞酸、胸胁闷痛为临床特征。治疗半夏厚朴汤合左金丸加减。

"**虚证呕吐列阴阳**":详见前"实因邪、食、情不遂"一句解析。

"**脾胃虚寒理中对**":脾胃虚寒证,以饮食稍有不慎即吐,肢冷便溏为临床特征。治疗以理中丸为主。

"**胃阴不足麦门冬**":胃阴不足证,以干呕、口燥咽干,舌红津少为特征。治疗以麦门冬汤为主。

"**临证莫慌细思维**":呕吐一症虽然临床表现急迫,患者痛苦感很大,但呕吐却有时也是人体排出胃中有害物质的保护性反应,此时治疗不应止吐。《金匮要略·黄疸病脉证并治》言:"酒疸,心中热,欲吐者,吐之愈。"所以医者切记临证莫慌,要细加思维。

◁ 附方歌括及浅释 ▷

1. 藿香正气散(《太平惠民和剂局方》)

藿香正气腹皮苏,

陈甘桔苓朴术具;

夏曲白芷加姜枣，

风寒暑湿一并除。

（大腹皮 30g，白芷 30g，紫苏 30g，茯苓 30g，半夏曲 60g，白术 60g，陈皮 60g，厚朴 60g，苦桔梗 60g，藿香 90g，炙甘草 75g，上药共为细末，每服 6g，姜、枣煎汤送服。）

本方主治外感风寒，内伤湿滞证，症见霍乱吐泻，恶寒发热头痛，胸膈满闷，脘腹疼痛。或山岚瘴疟，水土不服。方中以藿香为君，外散表之风寒，内化脾胃湿滞，辟秽和中，升清降浊。以半夏曲、陈皮理气燥湿，和胃降逆止呕；白术、茯苓健脾运湿，和中止泻，助藿香化湿止呕，共为臣药。佐以苏叶、白芷外解风寒，兼化湿浊，苏叶还可醒脾宽中，行气止呕，白术兼能燥湿化浊；桔梗宣肺利膈，助解表化湿；大腹皮、厚朴行气化湿，畅中行滞。使以生姜、大枣内调脾胃，外和营卫；炙甘草健脾和胃，调和诸药。综观全方，外散风寒与内化湿滞合法，表里同治而除湿治里为主；健脾化湿与理气和胃共施，脾胃同调以升清降浊为要。

2. 小半夏汤（《金匮要略》）

小半夏汤有生姜，

化痰降逆基础方；

主治痰饮呕吐证，

若加茯苓效力彰。

（半夏 12g，生姜 10g，水煎服，或可加茯苓。）

本方主治痰饮停于心下，胃气失于和降所致的痰饮呕吐，呕吐痰涎，口不渴，或干呕哕逆，谷不得下。方中以半夏为君，燥湿化痰涤饮，又降逆和中止呕。再加呕家之圣药生姜，既能降逆止呕，又能温胃散饮，且制半夏之毒，是臣药又兼佐药之用。二药相配，使痰祛饮化，逆降胃和而呕吐自止。

3. **苓桂术甘汤**（《金匮要略》） 见前文"九、痰饮"内容。

4. **保和丸**（《丹溪心法》） 见前文"十五、厥证"内容。

5. **半夏厚朴汤**（《金匮要略》） 见前文"十六、郁证"内容。

6. **左金丸**（《丹溪心法》） 见前文"十六、郁证"内容。

7. **理中丸**（《伤寒论》）

> 吐利腹痛用理中，
>
> 丸汤分量各三同。
>
> 术姜参草刚柔济，
>
> 服后还余啜粥功。

（人参6g，干姜5g，炙甘草6g，白术9g，上药为末，炼蜜为丸，每服9g，每日2～3次。）

本方治疗中焦脾胃虚寒证，阳虚失血、中阳不足、阴寒上乘之胸痹，脾气虚寒不能摄津之病后多涎唾及中阳虚损，以及土不荣木之小儿慢惊等证。方中以干姜为君，温脾暖胃，助阳祛寒。以人参为臣，补气健脾，补虚助阳，姜参相合，寒虚并治，温中健脾。佐以白术健脾补虚助阳，燥湿运脾，合人参复脾运而正升降。使以炙甘草益气健脾和中，缓急止痛，调和诸药。综观全方，纳补气健脾于温中散寒之内，温补并用，为"辛热甘温"用法。

8. **麦门冬汤**（《金匮要略》） 见前文"三、肺痿"内容。

二十二 呃逆

呃逆有实亦有虚，

胃寒、胃火与气郁，

丁香、竹叶石膏用，

郁滞五磨饮子须。

虚证首脾胃阳虚，

理中加萸、丁香服；

次有胃阴之不足，

益胃加蒂、杷、石斛。

病重若见呃频频，

此人病情多堪虑。

解析

"呃逆有实亦有虚"：呃逆，古称哕，又称哕逆，以气逆上冲，喉间呃呃连声，声短而频，令人不能自制为主证。本病与噫不同，噫是胃气因阻郁而上升有声之证，近于现代所说的嗳气。

呃逆的病机总由胃气上逆动膈而成，但肺气失于宣通在发病过程中也起了一定的作用，《黄帝内经》取嚏治哕的机理即在于宣通肺膈间之气，以助胃气复降。《灵枢·杂病》："哕，以草刺鼻，嚏，嚏而已；无息，而疾迎引之，立已；大惊之，亦可已。"

呃逆一证，在辨证上首先必须掌握虚实、分辨寒热。

"胃寒、胃火与气郁，丁香、竹叶石膏用，郁滞五磨饮子须"：实证的呃逆，证型主要有三个，胃中寒冷证、胃火上逆证以及气机郁滞证，分别用丁香散、竹叶石膏汤和五磨饮子治疗。

"**虚证首脾胃阳虚，理中加萸、丁香服**"：虚证的呃逆，首先是脾胃阳虚证，治疗以理中丸加吴茱萸、丁香为主方。

"**次有胃阴之不足，益胃加蒂、杷、石斛**"：虚证呃逆的第二个证型是胃阴不足证，治疗以益胃汤加柿蒂、枇杷叶、石斛。

"**病重若见呃频频，此人病情多堪虑**"：若在其他急、慢性病的危重阶段出现呃呃连声，这种呃逆不仅难以治疗，且常常是病势转向危重的一种表现，谓之"土败胃绝"，这种患者预后欠佳，应加注意。

◇ 附方歌括及浅释 ◇

1. 丁香散（《古今医统》）

丁香散用高良姜，

柿蒂炙草四味尝；

温中降逆又益气，

寒蓄中焦最相当。

（丁香 3g，柿蒂 3g，炙甘草 1.5g，高良姜 1.5g，共为末，每服 6g，热汤调下，趁热服，不拘时。）

本方治疗寒蓄中焦导致的呃逆。方中丁香为君，温中降逆；高良姜温中散寒、降逆止呕为臣；柿蒂降气止呃为佐，炙草甘补中气、调诸药为使。全方共奏降逆气、温中焦、止呃呕之效。

2. 竹叶石膏汤（《伤寒论》）

竹叶石膏汤人参，

麦冬半夏甘草承；

更加粳米同煎服，

清热益气津自生。

（竹叶 15g，生石膏 30g，半夏 9g，麦冬 15g，人参 5g，甘草 3g，粳米 15g，水煎服。）

本方主治热病后期余热未清，气津两伤证。方中以生石膏为君，清热生津，除烦止渴。以人参益气生津，麦冬养阴生津，二药合用，气津双补，共为臣药。佐以半夏降逆和胃以止呕逆，其性虽温，但配入清热生津药中，则温燥之性去而降逆之用存，且有助于转输津液，使参、麦补而不滞，使石膏清而不寒；竹叶清热除烦，兼以生津；粳米养胃和中；使以炙甘草益气健脾和中，调和诸药。本方清热与益气并用，祛邪扶正兼顾，清而不寒，补而不滞，使余热得清，气津得复，胃气因和，则诸证可愈。

（注：有些版本教材中以竹叶、石膏为君，清透气分余热，除烦止渴。）

3. 五磨饮子（《医便》） 见前文"六、喘证"内容。

4. 理中丸（《伤寒论》） 见前文"二十一、呕吐"内容。

5. 益胃汤（《温病条辨》）

> 益胃汤能养胃阴，
>
> 冰糖玉竹与沙参；
>
> 麦冬生地同煎服，
>
> 甘凉滋润生胃津。

（北沙参 9g，麦冬 15g，冰糖 3g，生地 15g，玉竹 4.5g，水煎服。）

本方主治阳明温病胃阴损伤证，症见食欲不振，口干咽燥，舌红少苔，脉细数。方中以生地、麦冬为君，养阴清热，生津润燥。以北沙参、玉竹为臣，养阴生津，加强生地益胃养阴之力。使以冰糖濡养肺胃，调和诸药。温病易从热化伤津，热结腑实，应用泻下剂后，热结虽解，但胃阴损伤已甚，故食欲不振，口干咽燥。胃为水谷之海，十二经皆禀气于胃，胃阴复则气降能食。治宜甘凉生津，养阴益胃为法。本方用一派养阴之品，复胃阴，纳饮食，以治病求本。

【证治歌括】

泄泻感邪不离湿，

次有寒、热辅助之：

寒湿藿香正气散，

湿偏重时胃苓医；

湿热葛根芩连用，

湿重更合平胃使。

食滞肠胃保和丸；

痛泻要方肝乘脾；

脾胃虚弱参苓术；

肾阳虚衰四神宜。

久泄固涩若不适，

桂枝四物斟酌之。

〖 解析 〗

"泄泻感邪不离湿，次有寒、热辅助之"：泄泻是指排便次数增多，粪便稀薄，甚至泻出如水样而言。前贤以大便溏薄而势缓者为泄，大便清稀如水而直下者为泻。《丹台玉案·泄泻门》载："泄者，如水之泄也，势犹沛缓；泻者，势似直下，微有不同，而其病则一，故总名之曰泄泻。"

感受寒湿暑热等外邪均可以引起泄泻，但湿邪与泄泻最相关，寒、热之邪再配合湿邪成泻。《杂病源流犀烛·泄泻源流》载："湿盛则飧泄，乃独由于湿耳。不知风寒热虚，虽皆能为病，苟脾强无湿，四者均不得而干之，何自成泄？是泄虽有风寒热虚之不同，要未有不原于湿者也。"

"**寒湿藿香正气散，湿偏重时胃苓医**"：感受外邪导致的泄泻，第一个证型是寒湿泻，又称风寒泻，以泻而夹风寒表证为特征。治疗以藿香正气散为主，如果湿邪偏重，苔见白腻时，可以胃苓汤医治。

"**湿热葛根芩连用，湿重更合平胃使**"：感受外邪导致的泄泻，第二个证型是湿热泻，又称暑湿泻，此泻多发夏暑季节，以泻而湿热内盛为特征。治疗以葛根芩连汤加味。若湿邪偏重，可合平胃散燥湿宽中。

"**食滞肠胃保和丸**"：食滞肠胃证，以粪便臭如败卵、泻后痛减为特征。治疗以保和丸为主。

"**痛泻要方肝乘脾**"：肝气乘脾证，以胸胁胀闷、嗳气食少，每因情志郁怒而增剧为特征。治疗以痛泻要方为主。

"**脾胃虚弱参苓术**"：脾胃虚弱证，以大便时溏时泻、水谷不化、稍进油腻之物则大便次数增多、面黄肢倦为特征。治疗用参苓白术散。

"**肾阳虚衰四神宜**"：肾阳虚衰证，泄泻多在黎明之前，以腹痛肠鸣即泻、泻后则安，伴形寒肢冷、腰膝酸软为特征。治疗用四神丸。

"**久泄固涩若不适，桂枝四物斟酌之**"：慢性泄泻，虽虚证居多，治用温补固涩为主，但常虚中夹实，固涩后泄泻次数虽然减少，而腹胀或痛、纳减不适者，考虑可能有血瘀的情况，可以桂枝汤加当归、川芎、赤芍（即四物汤去掉可能引起腹泻的地黄）等，以养血和血。

泄泻一病的证治概如上述，另外，明代李中梓在《医宗必读》

中提出治泻九法，即渗淡、升提、清凉、疏利、甘缓、酸收、燥脾、温肾、固涩，使泄泻治法自此有了较大的发展。

附方歌括及浅释

1. **藿香正气散**（《太平惠民和剂局方》）　见前文"二十一、呕吐"内容。

2. **胃苓汤**（《丹溪心法》）

> 胃苓汤中五苓散，
> 再合平胃二方伍；
> 脾湿气滞脘腹胀，
> 呕泻肿满尿少服。

（苍术 12g，厚朴 8g，陈皮 5g，甘草 5g，茯苓 9g，白术 9g，泽泻 9g，猪苓 9g，桂枝 6g，生姜 6g，大枣 5g，水煎服。）

本方主治脾失健运，湿浊中阻所致脘腹胀满；呕吐泄泻，小便短少，或兼肿满。本方乃平胃散（苍术、厚朴、陈皮、甘草）合五苓散（茯苓、猪苓、泽泻、白术、桂枝）而成，平胃散运脾燥湿，五苓散利水渗湿，二方合用，标本兼顾，共奏健脾和中、利水化湿之功。

3. **葛根芩连汤**（《伤寒论》）

> 葛根黄芩黄连汤，
> 再加甘草共煎尝；
> 邪陷阳明成热痢，
> 清里解表保安康。

［葛根（先煎）15g，炙甘草 6g，黄芩 9g，黄连 9g，水煎服。］

本方主治外感表证未解，热邪入里，症见身热，下利臭秽，肛门有灼热感，胸脘烦热，口干作渴，喘而汗出，苔黄脉数。方中以葛根为君，主入阳明经，外解肌表之邪，内清阳明之热，升津止利透邪，先煎葛根再纳诸药，则解肌之力优，而清中之气锐。黄芩、黄连清热燥湿，厚肠坚阴止利，共为臣药。以甘草为佐使，和中，调和诸药。全方主以清里，兼以疏表，表里兼治，辛凉升散配伍苦寒清降，寓"清热升阳止利"之法。

4. 平胃散（《太平惠民和剂局方》）

> 平胃四味组方精，
>
> 草朴陈皮苍重用；
>
> 制散姜枣汤送下，
>
> 燥湿消胀有奇功。

（苍术 15g，厚朴 9g，陈皮 9g，甘草 4g，共为末，每服 3～5g，姜枣煎汤送下，或作汤剂水煎服。）

本方为治湿滞脾胃之基础方。方中重用苍术为君，燥湿运脾。以厚朴为臣，行气化湿除满。佐以陈皮行气化滞，醒脾和胃，协厚朴加强下气降逆、散满消胀之效；炙甘草、生姜、大枣补脾和胃，调和脾胃助运。又使以炙甘草益气补中实脾，合诸药泄中有补，使祛邪不伤正，兼以调和诸药。本方主以燥湿醒脾，辅以行气和胃，组方特点为"苦辛芳香温燥"并用，其中苦降辛开能消胀除满，芳香化湿能醒脾和胃，温燥能温阳燥脾助运。

5. 保和丸（《丹溪心法》）见前文"十五、厥证"内容。

6. 痛泻要方（《景岳全书》引刘草窗方）

> 痛泻要方用陈皮，
>
> 术芍防风共成剂；
>
> 肠鸣泄泻腹又痛，
>
> 治在泻肝与实脾。

（炒白术 90g，炒白芍 60g，炒陈皮 45g，防风 60g，参照原方比例，酌定用量，作汤剂煎服。）

本方主治土虚木乘，脾受肝制，升降失常所致的肠鸣腹痛，大便泄泻，泻后仍腹痛。方中以炒白术为君，燥湿健脾，辅以白芍养血泻肝，陈皮理气醒脾，防风散肝舒脾。四药合用，补脾土而泻肝木，调气机以止痛泻，抑木扶土，寓升疏于补敛之中，避补敛之滞，有调补之巧。

7. 参苓白术散（《太平惠民和剂局方》）

参苓白术扁豆陈，

莲草山药砂苡仁；

桔梗上浮兼保肺，

枣汤调服益脾神。

（莲子肉、薏苡仁、缩砂仁、桔梗、白扁豆各500g，白茯苓、人参、炒甘草、白术、山药各1 000g共为末，每服6g，枣汤调下。）

本方主治脾虚夹湿证，症见面色萎黄，气短四肢乏力，脘痞纳差，或吐或泻，或咳嗽痰多色白，舌淡苔白腻，脉虚缓。方中人参、白术益气健脾燥湿，茯苓健脾利水渗湿，共为君药。山药益气补脾，莲子补脾涩肠，扁豆健脾化湿，薏苡仁健脾利湿，共为臣药。佐以砂仁化湿醒脾止泻，行气和胃；桔梗宣利肺气，配砂仁调畅气机，开提肺气，通利水道，为舟楫之药，载诸药上行。使以炙甘草、大枣补脾益气和中，调和诸药。综观全方，补脾与祛湿合用，补脾为主，虚实并治；脾肺兼调，寓"培土生金"之义。

8. 四神丸（《证治准绳》）

> 四神故纸与吴萸，
>
> 肉蔻五味四般齐；
>
> 大枣生姜同煎合，
>
> 五更肾泻最相宜。

（肉豆蔻 60g，补骨脂 120g，五味子 60g，吴茱萸 30g，共为末，以生姜 240g，大枣 100 枚，煮熟取枣肉，和末制丸如梧桐子大，每服 6～9g，每日 1～2 次，空腹服。）

本方主治脾肾虚寒，五更泄泻，不思饮食，或久泻不愈，腹痛腰酸肢冷，神疲乏力等。方中以补骨脂为君，补命门之火以暖脾土。以肉豆蔻为臣，温中涩肠。佐以吴茱萸温脾暖肾散寒，五味子温敛固涩止泻，固肾益气。使以生姜温胃散寒，大枣补脾养胃，姜枣同用可补脾胃，助运化。综观全方，收涩与温补并用，标本兼治，而以温补治本为主，酸涩治标为辅。

9. 桂枝四物汤（验方）

> 四物汤中去地黄，
>
> 桂枝汤合速煎尝；
>
> 久泻收止腹胀痛，
>
> 和血养血绝妙方。

（当归 12g，川芎 9g，白芍 12g，桂枝 12g，炙甘草 6g，生姜 9g，大枣 3 枚，水煎服。）

本方治疗慢性泄泻应用温补固涩药物后，泻止而虚中夹实，腹胀或痛，纳减不适者。这种情况考虑可能有血瘀，可以桂枝汤加当归、川芎、赤芍（即四物汤去掉可能引起腹泻的地黄），以达到养血和血、兼以活血的功效。

【证治歌括】

痢疾多发夏秋季，
湿热、寒湿、疫毒痢：
热用芍药寒胃苓，
疫毒白头翁汤宜。
阴虚痢用驻车丸；
虚寒真人、桃花使；
时发时止名休息，
连理调服鸦胆子。

◇ 解析 ◇

"痢疾多发夏秋季"：痢疾是以腹痛、里急后重、下痢赤白脓血为主证。多发于夏秋季节。

痢疾与泄泻都多发于夏秋两季，均有腹痛、大便性状变化，但泻与痢，从证到治，实大不相同。泻浅而痢深，泻轻而痢重，要在以大便有无脓血相鉴别。

本病《黄帝内经》谓之肠澼，《难经》谓之大瘕泄，《伤寒论》谓之热利下重与下利便脓血，至晋唐方谓之痢，但唐代方书亦有根据痢疾的症状表现称为"滞下""重下"者。所谓滞下是指大便闭滞不利而言，重下是指下部疼重而言。《外台秘要·水谷痢》载有治痢方，其中含有重下方。

"湿热、寒湿、疫毒痢：热用芍药寒胃苓，疫毒白头翁汤宜"：痢疾初发偏实者，有湿热痢、寒湿痢、疫毒痢三种，湿热痢以下痢赤白相杂，肛门灼热，尿赤短为辨证要点，治疗以芍药汤加金银花；寒湿痢以下痢赤少白多或纯白黏冻、脘闷、头身重困为辨证要点，治疗以胃苓汤加味；疫毒痢以发病骤急、腹痛里急后重较剧，或壮热烦躁为辨证要点，治疗以白头翁加味。

"**阴虚痢用驻车丸**"：久痢偏阴虚者称为阴虚痢，以痢下赤白，或下鲜血黏稠、虚坐努责、舌红绛或光红为辨证要点，治疗以驻车丸加减。

"**虚寒真人、桃花使**"：久痢偏阳虚者称为虚寒痢，以下痢稀薄或白冻、食少神疲、肢冷腰酸，或滑脱不禁为辨证要点，治疗以桃花汤，或真人养脏汤。

"**时发时止名休息，连理调服鸦胆子**"：还有一种久痢，以时发时止、经年不愈为特点，名叫休息痢，治疗以连理汤加减，可以配合调服鸦胆子仁，具体用法为成人每天服 3 次，每次 15 粒，以胶囊分装，饭后服用，连服 7～10 天。

总之，痢疾的治疗刘河间认为："调气则后重自除，行血则便脓自愈。"痢疾初起偏实时，忌用收敛止泻之品，以免关门留寇，即使利小便之品也要忌用，前述治疗寒湿痢的胃苓汤一方，就应将泽泻、猪苓等去掉，此即前人所谓的"痢无止法"，当然这主要是针对外邪尚盛的实证痢疾而言的。

◁ 附方歌括及浅释 ▷

1. 芍药汤（《素问病机气宜保命集》）

芍药汤内用槟黄，

芩连归桂甘草香；

重在调气兼行血，

里急便脓自然康。

（芍药 15～20g，当归 9g，黄连 5～9g，槟榔 5g，木香 5g，炙甘草 5g，大黄 9g，黄芩 9g，肉桂 2～5g，水煎服。）

本方主治湿热痢疾，症见腹痛，便脓血，赤白相兼，里急后重，肛门灼热，小便短赤，舌苔黄腻，脉滑数。方中以黄连、黄芩为君，清热泻火，解毒燥湿，除病因。因芍药功擅"止下痢腹痛后重"，故重用以养血和营，缓急止痛；以当归助芍药，养血活血，取"行血则便脓自愈"之意，兼顾湿热伤肠络，耗伤阴血；木香、槟榔行气导滞，寓"调气而后重自除"之理，四药兼顾调气和血，共为臣药。佐以大黄泄热通便，以除肠中积滞，且合芩连增强清热燥湿，合归芍增强活血行气；肉桂防芩连苦寒伤中及冰伏湿热之邪，助桂芍行血和营，又可防呕逆拒药。使以炙甘草益胃和中，调和诸药，且可配芍药缓急止痛。综观全方，清热燥湿与和营缓急并举，与调和气血并行，纳温通于苦燥之内，相反相成，且寓调和气血，通因通用之法。

（注：有些版本教材以芍药为君。）

2. 胃苓汤（《丹溪心法》）　见前文"二十三、泄泻"内容。

3. 白头翁汤（《伤寒论》）

> 白头翁汤治热痢，
> 黄连黄柏与秦皮；
> 凉血止痢清热毒，
> 热毒痢疾功效奇。

（白头翁 15g，黄柏 12g，黄连 4～6g，秦皮 12g，水煎服。）

本方主治热毒痢疾，症见腹痛，里急后重，肛门灼热，下痢脓血，赤多白少，渴欲饮水，舌红苔黄，脉弦数。方中以白头翁为君，清热解毒，凉血止痢，为治疗热毒血痢之要药。黄连清热解毒，燥湿厚肠止痢，为治痢要药；黄柏清下焦湿热，助白头翁清热解毒，燥湿止痢，两者共为臣药。佐以秦皮清热燥湿，收涩止痢。综观全方，主以清热解毒凉血之法，少兼收涩之义，共成止痢之剂。

4. 驻车丸（《备急千金要方》）

驻车黄连最厚肠，

阿胶当归与干姜；

久痢阴伤邪未尽，

滋阴止痢保安康。

（黄连360g，干姜120g，当归180g，阿胶180g，共为末，用老醋60ml加适量水泛为丸，每服6～9g，每日2～3次，空腹用米汤或温开水送服。）

本方主治阴虚痢疾，症见里急后重，痢下赤白，或下鲜血黏稠，虚坐努责，舌红少苔，脉细数。方中以黄连为君，清热燥湿。以当归养血和血，阿胶滋阴养血，两者养阴扶正，且与黄连相配，可制其苦寒之性，使清热燥湿无伤阴之虞，黄连又可防止阿胶滋腻之弊。佐以干姜温中祛湿，意在扶正，与黄连相配，辛开苦降，同时防黄连损伤中阳。以老醋为丸，取其酸收敛阴之性，为使药。诸药合用，共奏清热燥湿、养阴止痢之功。

5. 桃花汤（《伤寒论》）

桃花汤中赤石脂，

粳米干姜共用之。

（赤石脂30g，干姜9g，粳米30g，水煎服。）

本方主治久痢不愈，便脓血、色暗不鲜，小便不利，腹痛喜温喜按等。方中赤石脂体重性温涩肠固脱，为君药。干姜温中祛寒，为臣药。以粳米为佐使，养胃和中，助君臣以厚肠胃。诸药合用，共奏温中涩肠之功。方名桃花，是取君药赤石脂之色如桃花之意。

6. 真人养脏汤（《太平惠民和剂局方》）

真人养脏木香诃，

当归肉蔻与粟壳；

术芍参桂甘草共，

久痢脱肛服之瘥。

（人参6g，当归9g，白术12g，肉豆蔻12g，肉桂3g，炙甘草6g，白芍15g，木香9g，诃子12g，罂粟壳20g，水煎服。）

本方主治久泻久痢，脾肾虚寒，症见大便滑脱不禁，或便下脓血、下痢赤白等。方中以罂粟壳为君，涩肠固脱止泻。诃子涩肠止泻，肉豆蔻温中散寒，涩肠止泻，共为臣药，助君药增强涩肠固脱止泻之效，君臣相配，体现"急则治其标"之法。佐以肉豆蔻益火壮阳散寒，温肾暖脾；人参、白术、炙甘草益气健脾；当归、白芍养血和血，白芍又可治下痢腹痛；木香芳香醒脾导滞，行气止痛，使补而不滞；当归、木香、白芍合用以调气和营。使以炙甘草调和诸药，又可合芍药缓急止痛。综观全方，敛中有补，标本同治，以治标固涩为主；涩中寓行，补而不滞，以收涩为重；脾肾兼顾，以补脾为主。

（注：①有些版本教材以罂粟壳、肉桂为君药；②有些教材以本方出自《证治准绳》，有些教材以本方出自《太平惠民和剂局方》，区别仅在大枣、生姜两味药有增减。）

7. 连理汤（《张氏医通》）

张氏医通连理汤，

理中汤内加连苓；

虚寒兼湿成泻痢，

温中又把湿痢清。

（黄连 9g，茯苓 12g，人参 9g，白术 12g，炙甘草 6g，干姜 9g，水煎服。）

本方即理中汤加黄连、茯苓而成，主治中焦虚寒、湿邪停滞所致的久泻久痢。方以理中汤益气、温补中焦；加黄连燥湿止痢，茯苓渗湿健脾。方虽六味而组方严谨，宜于日久泻痢者。

二十五 霍乱

【证治歌括】

霍乱腹痛或不痛，
临证可分三证型：
寒霍乱中轻、重分：
轻以藿正、纯阳正，
重证附子理中丸；
热霍燃照、蚕矢应。
干霍又名"绞肠痧"，
吐、泻不遂腹痛杀，
玉枢丹方速速服，
夏秋慎食勿干邪。

解析

"霍乱腹痛或不痛，临证可分三证型"：中医病名中的霍乱是以起病急骤、猝然发作、上吐下泻为主要表现的一种疾病，呕吐泄泻是霍乱的主要症状表现，而腹痛或者不痛。本病因病变起于顷刻之间，挥霍撩乱，故名霍乱，又因大量脱水而致目眶凹陷，手指螺纹干瘪，俗称"瘪螺痧"。这与西医学中烈性传染病的霍乱不是同一概念。

中医霍乱，临床可以分为三个证型来辨证治疗。

"寒霍乱中轻、重分：轻以藿正、纯阳正，重证附子理中丸"：寒霍乱中有轻证、重证之分，轻证以藿香正气散合纯阳正气丸加减治疗；重证以附子理中丸为主方治疗。

"热霍燃照、蚕矢应"：热霍乱治疗以燃照汤或蚕矢汤为主方。

"干霍又名'绞肠痧'，吐、泻不遂腹痛杀，玉枢丹方速速服"： 干霍乱俗称"绞肠痧"，其证欲吐不得吐，欲泻不得泻，腹中绞痛，脘闷难忍。治疗以玉枢丹。

"夏秋慎食勿干邪"： 霍乱为时令疾病，多发于夏秋季节，其致病不外感受时邪和饮食不慎两个方面，但在临床上两者往往相互为因。因此，预防本病，必须外避时邪，内慎饮食。

◄ 附方歌括及浅释 ►

1. **藿香正气散**（《太平惠民和剂局方》）见前文"二十一、呕吐"内容。

2. **纯阳正气丸（成药）**

纯阳正气用藿香，

陈皮茅术半夏襄；

丁香白术椒茯苓，

官桂红灵青木香。

（肉桂 30g，丁香 30g，青木香 30g，苍术 30g，白术 30g，陈皮 30g，姜半夏 30g，白茯苓 30g，藿香 30g，花椒 15g，红灵丹 12g，上药除花椒外，共为末，用花椒煎汤代水泛丸，每服 6g，开水吞服。）

本方有温中散寒之效。主要用于暑天感寒受湿，腹痛吐泻，胸膈胀满，头痛恶寒，肢体酸重等证。其中红灵丹由朱砂 10g、硝石（精制）10g、硼砂 6g、雄黄 6g、金礞石（煅）4g、麝香 3g、冰片 3g 制成。方中肉桂温阳散寒；藿香、苍术化湿解表，共为君药。臣以半夏、陈皮、茯苓燥湿化痰，理气和中；金礞石、硝石、硼砂豁痰解毒。佐以白术健脾祛湿；丁香、青木香行气醒脾，芳香开窍；雄黄祛痰解毒，辟秽开窍；麝香、冰片芳香化浊，开窍止痛；朱砂镇心安神。诸药合用，以奏温中散寒、燥湿豁痰、解毒止痛、辟秽开窍之功。

3. 附子理中丸（《太平惠民和剂局方》）

附子理中人参姜，

白术甘草蜜同尝；

温阳祛寒益脾气，

寒热腹痛须辨详。

（人参 90g，炮附子 90g，白术 90g，炙甘草 90g，炮姜 90g，上药共为末，炼蜜为丸，每服 6～9g，每日 2～3 次，温开水送服，或作汤剂水煎服。）

本方主治脾胃虚寒，风冷相乘及胃痛，霍乱吐利转筋。方中以附子温阳祛寒，辅以炮姜温运中阳，白术健脾燥湿，人参益气健脾，炙甘草补中扶正，调和诸药。五药配伍，共奏温阳祛寒、益气健脾之功。

4. 燃照汤（《随息居重订霍乱论》）

燃照汤用芩滑石，

半夏厚朴栀豆豉；

草果省头草配入，

清热避秽泄浊湿。

（草果仁 3g，淡豆豉 9g，炒栀子 6g，省头草 4.5g，制厚朴 3g，醋炒半夏 3g，酒黄芩 4.5g，滑石 12g，水煎服。）

本方主治暑秽夹湿，霍乱吐下，脘痞烦渴，外显恶寒肢冷者。方中以豆豉、栀子轻清透解，祛邪外达；厚朴、草果苦温化湿，辟秽化浊；半夏、黄芩取法泻心，苦辛通降；省头草芳香化浊；滑石甘淡利湿，上下分消其势。全方共奏清暑化湿、理气和胃止功。

5. 蚕矢汤 (《随息居重订霍乱论》)

蚕矢汤用苡木瓜，

芩连栀通吴萸夏；

加入豆卷清湿热，

霍乱转筋甚相恰。

（蚕沙 15g，薏苡仁 12g，大豆黄卷 12g，陈木瓜 9g，黄连 9g，制半夏 3g，焦栀子 5g，酒黄芩 3g，通草 3g，吴茱萸 1g，水煎服。）

本方主治湿热内蕴，霍乱吐泻。症见腹痛转筋，口渴烦躁，舌苔黄厚而干，脉濡数。方中以蚕沙为君，王士雄谓其"既引浊下趋，又能化浊使之归清"，为治霍乱转筋主药。配用木瓜，取其酸涩，"既于湿热可疏，复于耗损可敛"，善能化湿和中，舒筋活络，与蚕沙相伍，善治霍乱转筋；加大豆黄卷化湿而升清，薏苡仁利湿而降浊，兼能舒筋。上四味以祛湿为主，因热势亦盛，故配黄芩、黄连、焦栀子清解热邪，兼可燥湿。再加半夏降逆止呕，通草利湿渗浊，疏通经络。少用吴茱萸，既可助半夏降逆，与黄连相配又有降火止呕之效，其性虽热，而能引热下行。诸药合用，使湿热去，升降复，吐泻止，转筋除。

6. 玉枢丹 (又名紫金锭)(《百一选方》)

玉枢丹有麝朱雄，

五倍千金并入中；

大戟慈菇共为末，

霍乱痧胀米汤冲。

（山慈菇 90g，千金子霜 30g，红大戟 45g，麝香 9g，雄黄 30g，朱砂 30g，五倍子 90g，共为末，以糯米粥和为锭，口服，每次

0.6～1.5g，每日2次；外用醋磨，调敷患处。)

本方主治感受秽恶痰浊之邪。症见脘腹胀闷疼痛，呕吐泄泻，亦治小儿痰厥。外敷可疗疔疮疖肿。方中麝香芳香开窍，行气止痛，山慈菇清热消肿，共为君药。辅以雄黄辟秽解毒；千金子霜、红大戟逐痰消肿；朱砂重镇安神；五倍子涩肠止泻。综观全方，毒药相伍，以毒攻毒，兼能辟秽逐痰；散敛并行，开窍启闭而防香窜伤正。

【证治歌括】

腹痛寒、热与食滞，

更有气滞、脏虚寒。

寒邪内阻二方合：

良附、正气天香散；

湿热壅滞大承气；

饮食停滞轻、重参：

轻证保和即相宜，

重证枳实导滞丸；

气滞血瘀有侧重：

气滞柴胡疏肝散，

血瘀少腹逐瘀用；

中虚脏寒服小建。

解析

"腹痛寒、热与食滞，更有气滞、脏虚寒"：腹痛是指胃脘以下，耻骨毛际以上的部位发生疼痛的症状而言。根据其成因所分的证型有外感时邪（寒邪或热邪）、饮食停滞、气滞血瘀和中虚脏寒。

"寒邪内阻二方合：良附、正气天香散"：寒邪内阻证，治疗以良附丸合正气天香散。

"湿热壅滞大承气"：湿热壅滞证，治疗以大承气汤。

"饮食停滞轻、重参：轻证保和即相宜，重证枳实导滞丸"：饮食停滞证，要分别为轻证和重证来治疗：轻证用保和丸，重证以枳实导滞丸。

"**气滞血瘀有侧重：气滞柴胡疏肝散，血瘀少腹逐瘀用**"：气滞血瘀证的治疗，要有偏于气滞还是偏于血瘀之别：气滞以胀痛为主，攻窜不定，治疗以柴胡疏肝散；血瘀以刺痛为主，痛处不移，治疗以少腹逐瘀汤。

"**中虚脏寒服小建**"：中虚脏寒证，治疗以小建中汤。

另外，对于久病腹痛，可以宗叶天士久痛入络之说，采取辛润活血通络之法，这对缠绵难愈之腹痛，尤为常用。

附方歌括及浅释

1. 良附丸（《良方集腋》）　见前文"十九、胃痛"内容。

2. 正气天香散（《证治准绳》引刘河间方）

正气天香出河间，

理气止痛温中寒；

乌药香附干姜入，

紫苏陈皮效不凡。

（乌药 60g，香附末 240g，陈皮 30g，苏叶 30g，干姜 30g，共为末，每次 9g，水调服。）

本方主治妇人诸气作痛，或上冲心胸，或攻筑胁肋，腹中结块，发渴刺痛，月水不调，或眩晕呕吐，往来寒热。方中以乌药行气散郁止痛，香附理气解郁，调经止痛，共为君药。陈皮助君药理气解郁，为臣药。佐以紫苏叶助香附理血分之气；干姜温经散寒，通络活血止痛。诸药相配，使气行郁解，气行则血行，故诸证可愈。

3. 大承气汤（《伤寒论》）

大承气汤用硝黄，

配以枳朴泻力强；

阳明腑实真阴灼，

急下存阴第一方。

（酒大黄 12g，制厚朴 15g，枳实 12g，芒硝 9g，水煎，大黄后下，芒硝溶服。）

本方主治阳明腑实证、热结旁流、里热实证之热厥痉病及发狂等。方中以大黄为君，泄热攻积通便，荡涤肠胃积滞。以芒硝为臣，泄热通便，软坚润燥，助大黄峻下热结，大黄芒硝合用，苦寒泻下，软坚润燥。佐以厚朴行气消胀除满（一说厚朴重用亦为君），枳实下气消痞破结，佐厚朴行气除痞，二药合用，助大黄、芒硝加速积滞的下行。综观全方，泻下与行气并重，泻下以利行气，行气以助泻下，相辅相成，共成峻下热结最佳配伍。以承气命名，取其有泄热结，承顺胃气下行，可使塞者通，闭者畅之意。

4. 保和丸（《丹溪心法》） 见前文"十五、厥证"内容。

5. 枳实导滞丸（《内外伤辨惑论》）

枳实导滞曲连芩，

大黄术泽与茯苓；

食湿两滞生郁热，

胸痞便秘此方寻。

（大黄 30g，枳实 15g，炒神曲 15g，茯苓 9g，黄芩 9g，黄连 9g，白术 9g，泽泻 6g，共为末，水泛小丸，每服 6～9g，温开水送下，每日 2 次。）

本方主治湿热食积，内阻肠胃所致的脘腹胀痛，下痢泄泻，或大便秘结，小便短赤，舌苔黄腻，脉沉有力。方中以大黄为君，攻积泄热，使积热从大便而下。以枳实为臣，行气消积，而除脘腹之胀满。佐以黄连、黄芩清热燥湿，厚肠止痢；茯苓、泽泻利水渗湿，且可止泻；白术健脾燥湿，使攻积而不伤正，神曲消食化湿，使食消则脾胃和。诸药合用，积去食消，湿化热清，则诸证自解，体现了"通因通用"之法。

6. 柴胡疏肝散（《景岳全书》） 见前文"十六、郁证"内容。

7. 少腹逐瘀汤（《医林改错》）

> 少腹逐瘀小茴香，
>
> 玄胡没药芎归姜；
>
> 官桂赤芍蒲黄脂，
>
> 经暗腹痛快煎尝。

（小茴香 1.5g，干姜 3g，延胡索 3g，没药 6g，当归 9g，川芎 3g，肉桂 3g，赤芍 6g，蒲黄 9g，五灵脂 6g，水煎服。）

本方主治少腹瘀血积块疼痛或不痛，或痛而无积块，或少腹胀满；或经期腰酸少腹胀，或月经一月见三五次，连绵不断，断而又来，其色或紫或黑，或有瘀块，或崩漏兼少腹疼痛等症。本方取《金匮要略》温经汤之意，合失笑散化裁而成。方中以五灵脂、蒲黄为君，活血祛瘀，散结止痛，五灵脂重在止痛而不损胃气，蒲黄生用，重在活血祛瘀。川芎、当归乃阴中之阳药，血中之气药，配合赤芍补血行气活血，散滞调经，共为臣药。佐以延胡索、没药利气散瘀，消肿定痛；小茴香、干姜、肉桂温经散寒，通达下焦。诸药合用，共奏活血祛瘀、温经散寒、散结止痛之功。

8. 小建中汤（《伤寒论》）

> 建中即是桂枝汤，
>
> 倍芍加饴绝妙方；
>
> 饴取一升六两芍，
>
> 悸烦腹痛有奇长。

（白芍 18g，桂枝 9g，炙甘草 9g，生姜 10g，大枣 4 枚，饴糖 30g，水煎 2 次，取汁，兑入饴糖，分 2 次温服。）

本方主治中焦虚寒，肝脾失调，阴阳不和。方中以饴糖为君，温中补虚，益阴润燥，缓急止痛。以桂枝温脾阳散虚寒，合饴糖辛甘化阳，温中益气；倍用白芍以益阴养血，柔肝缓急止痛，合饴糖酸甘化阴，补阴血缓急止痛，共为臣药。君臣相配，调和营卫，燮理阴阳。佐以生姜温中散寒，助桂温中；大枣益脾滋液，助饴糖补益脾虚，辅白芍养血，姜、枣相合，鼓舞脾胃生发之气，调营卫，和阴阳。使以炙甘草助饴、桂益气补虚温中，合饴、芍益脾养肝，缓急止痛，调和诸药。综观全方，重在甘温，兼用阴柔，温中补虚，柔肝理脾，且辛甘与酸甘并用，滋阴和阳，营卫并调。虚劳诸不足取治于中，有立法之巧；主以甘温补中，辅以辛酸，合化阴阳，有配伍之妙。

【证治歌括】

便秘热、气谓之实，

气秘六磨热麻子；

虚秘分述气、血、阳：

气虚黄芪血润肠，

阳虚又有冷秘称，

济川、半硫法最良。

又有年老下元亏，

久不排便仍舒畅，

治宜温润肉、麻仁，

不效更加黄芪、当。

解析

"便秘热、气谓之实"：便秘是指大便秘结不通，排便时间延长，或欲大便而艰涩不畅的一种病证。本证在《伤寒论》中有"阳结""阴结""脾约"等名称，后人又有"风秘""气秘"等多种名称，《景岳全书》认为名称太繁，主张按仲景把便秘分为阴结、阳结两类，有火的是阳结，无火的是阴结。

便秘的病机有虚实两大类，实证概括有热秘和气秘；虚证概括有气虚、血虚和阳虚，本歌括里先后分别提到。

"气秘六磨热麻子"：实证的气秘以噫气频作、胸胁痞满为特点，治疗以六磨汤。实证的热秘以面赤身热、口臭唇疮为特点，治疗以麻子仁丸。

"虚秘分述气、血、阳"：如前所述，便秘中的虚秘概括有气虚、血虚和阳虚。

"**气虚黄芪血润肠**"：气虚秘以临厕努挣乏力、挣则汗出气短、便后疲乏、但大便并不干硬为特点，治疗以黄芪汤。血虚秘以伴见面色无华等贫血表现为特点，治疗以《尊生》润肠丸。

"**阳虚又有冷秘称，济川、半硫法最良**"：阳虚导致的便秘又称冷秘，以面色㿠白、喜热恶凉、尿清肢冷为特点，治疗以济川煎，亦可选用半硫丸。

"**又有年老下元亏，久不排便仍舒畅，治宜温润肉、麻仁，不效更加黄芪、当**"：此外，还有老年人下元亏虚而致便秘的，大便虽数日不解，但脘腹部仍无明显不适，多伴形体消瘦、精神不足、腰膝软弱、肌肤欠泽等，治宜温润通便，可用肉苁蓉、麻仁之类；不效再加黄芪、当归益气养血之品，气血流畅，则大便自调。

◈ 附方歌括及浅释 ◈

1. 六磨汤（《证治准绳》）

四磨饮治七情侵，

人参乌药沉香槟；

四味浓磨煎温服，

破气降逆喘自平。

去参加入木香枳，

五磨理气力非轻。

再加大黄名六磨，

胸满气结便不行。

（槟榔、木香、沉香、乌药、大黄、枳壳各等分，各用水磨取汁 75ml，和匀温服。）

本方主治气滞不行、肠失传导所致便秘腹痛，或上气喘急，脉弦滑。方中木香、乌药行气止痛，沉香降逆调中，大黄、枳壳、槟榔导滞通便。诸药合用，共奏理气调中、行滞通便之功。

2. 麻子仁丸 （《伤寒论》）

> 麻子仁丸治脾约，
>
> 枳朴大黄麻杏芍；
>
> 土燥津枯便难解，
>
> 肠润热泻诸症却。

（麻子仁 500g，白芍 250g，炙枳实 250g，大黄 500g，炙厚朴 250g，杏仁 250g，共为末，炼蜜为丸，每次 9g，每日 1～2 次，温开水送服。）

本方主治肠胃燥热，津液不足，大便干结，小便频数。方中以火麻仁为君，润肠通便。大黄通便泄热，杏仁降气润肠，白芍养阴和里，共为臣药。枳实、厚朴下气破结，加强降泄通便之力，蜂蜜润燥滑肠，共为佐使。诸药合用，共奏润肠泄热、行气通便之功。

3. 黄芪汤 （《金匮翼》）

> 黄芪汤出《金匮翼》，
>
> 白蜜麻仁加陈皮；
>
> 益气滋阴扶正气，
>
> 气阴两亏便秘启。

（黄芪 15g，陈皮 10g，火麻仁 15g，白蜜 15g，水煎服。）

本方主治气虚便秘，大便并不硬，虽有便意，但排便困难，便后乏力，面白神疲，脉弱。方中黄芪补脾肺之气，火麻仁、白蜜润肠通便，陈皮理气。诸药合用，共奏补气润肠之功。

4. 润肠丸（《沈氏尊生书》）

润肠归地《尊生》方，

桃仁麻仁枳壳裹。

老弱产后阴血减，

滋阴养血大便畅。

（当归 10g，生地 30g，桃仁 10g，火麻仁 15g，枳壳 10g，共为末，炼蜜为丸，每服 15g，或作汤剂水煎服。）

本方主治虚人、老人、产后血虚阴亏，大便秘结。方中麻子仁、桃仁富含油脂，润滑肠道；生地、当归滋阴养血，润燥通便，尤宜治疗血虚阴亏；枳壳行气，促进肠道蠕动。诸药合用，标本兼治，共奏养血滋阴、润肠通便之功。

5. 济川煎（《景岳全书》）

济川归膝肉苁蓉，

泽泻升麻枳壳从；

阴虚血弱肠中燥，

滋阴养血便自通。

（当归 9～15g，牛膝 6g，肉苁蓉 6～9g，泽泻 4.5g，升麻 1.5～2.1g 或 3g，枳壳 3g，水煎服。）

本方主治老年肾虚，大便秘结，小便清长，头目晕眩，腰膝酸软。方中以肉苁蓉为君，温肾益精，暖腰润肠。当归养血和血，润肠通便，助君益精血，润肠燥；牛膝补肝肾，壮腰强筋骨，善下行，助肉苁蓉，当归补肝肾强腰膝，两者共为臣药。佐以枳壳下气宽肠助通便；泽泻渗利泄浊，使药补而不滞；加少量升麻以升举清阳，使清升浊降以助通便，配牛膝泽泻，欲降先升，升清降浊。综观全方，寓润下于温补之中，即"通补之剂"，寄升清于降浊之内，蕴"欲降先升"之理，温肾益肝，精血并补，重在治本。

6. 半硫丸（《太平惠民和剂局方》）

> 半硫丸方医癖痃，
>
> 久泻便秘因冷寒；
>
> 硫黄半夏为细末，
>
> 姜汁同熬饼为丸。

（半夏、硫黄各等分，以生姜汁同熬，入干蒸饼末和匀，入白内杵数百下，丸如梧桐子大。每服15～20丸，无灰温酒或生姜汤送下，妇人醋汤下，俱空心服。现代用法：水丸，每次3～6g，每日2次。）

本方主治老人虚冷便秘、年高冷秘、虚秘及疝癖冷气，面色苍白，四肢不温，腹中冷痛，大便艰涩，或腰脊冷重，舌淡苔白，脉沉迟；或阳虚寒湿久泻，大便溏滑，甚则脱肛。方中以硫黄为君，补火助阳，祛寒通便，暖而能通，善治虚冷便秘。以半夏为臣，燥湿化痰，降逆止呕，消痞散结，《本草纲目》言其"辛温能散亦能润，故行湿而通大便"。二药合用，既增温肾壮阳之功，又有燥湿化浊之效。姜汁为丸，温胃止呕，又可制半夏之毒，共奏温肾祛寒、通阳泄浊之功。

二十八 虫证

蛔虫痛甚乌梅丸，

　腹不痛时始可驱，

　化虫丸方加减用，

　楝、君单方酌情服。

绦虫白虫、寸白虫，

《千金》槟榔、石榴皮，

　中药驱绦效果好，

　下方酌用亦可医：

　南瓜、仙鹤草冬芽，

　雷丸研粉效亦奇。

钩虫又有"伏虫"称，

　脾虚湿滞异嗜食，

　黄病绛矾丸加减；

　气血两虚八珍宜。

蛲虫古今皆同名，

　追虫丸方可建功，

君、虱、榧子、槟榔选，

　百部煎汤亦相应。

解析

"蛔虫痛甚乌梅丸"：蛔虫性喜温恶寒怕热，当人体患全身发热时，蛔虫即易在腹中乱窜而引起多种病证。其常见的病证表现为脐周腹痛、鼻孔作痒、睡中龂齿流涎等。腹中疼痛较甚，宜先用乌梅丸安蛔定痛。

"腹不痛时始可驱,化虫丸方加减用,楝、君单方酌情服":一般在蛔虫病腹痛不剧或腹不痛时,才宜驱除蛔虫,以消病因。可用化虫丸加减,单方以苦楝根皮浓煎空腹顿服,或使君子炒香空腹嚼服。

"绦虫白虫、寸白虫,《千金》槟榔、石榴皮":古代医籍将绦虫称为白虫或寸白虫,并已找到效果良好的治疗药物,《备急千金要方》里采用槟榔、石榴根皮等治疗。绦虫的主要表现为上腹或全腹隐痛、肛门痒、大便或内裤上有时发现白色节片。

"中药驱绦效果好,下方酌用亦可医:南瓜、仙鹤草冬芽,雷丸研粉效亦奇":中药有良好的驱绦效果,可酌情选用下方:南瓜子、仙鹤草冬芽(深秋采集,其形似狼牙,故又称狼牙草),槟榔、石榴根皮(胃病患者不宜选用此药)等,以雷丸研粉服,效果亦好。

"钩虫又有'伏虫'称,多食易饥异嗜食":中医学将钩虫称为伏虫,主要表现为好食易饥,或异嗜生米、茶叶、木炭之类,伴脾虚湿滞症状。

"黄病绦矾丸加减;气血两虚八珍宜":因钩虫病表现为肤色萎黄,故中医学称为黄肿病、疳黄、黄胖、饕餮黄等。其中,气虚湿滞证型治疗以黄病绦矾丸加减;气血两虚的证型治疗以八珍汤加减。

"蛲虫古今皆同名,追虫丸方可建功,君、虱、榧子、槟榔选,百部煎汤亦相应":蛲虫古今同名,以肛门发痒、夜间尤甚为主要特点。治疗可以追虫丸驱虫止痒,该方对多种肠道虫证均有较好的疗效。亦可选用使君子、鹤虱、榧子、槟榔等对蛲虫有较好驱除作用的药物2~3种治疗,除内服药物外,尚可外用百部煎汤灌肠。

·附方歌括及浅释·

1. 乌梅丸(《伤寒论》)

乌梅丸用细辛桂,

黄连黄柏及当归;

人参椒姜加附子,

温肠泄热又安蛔。

(乌梅480g,细辛180g,干姜300g,黄连480g,当归120g,炮附子180g,蜀椒120g,桂枝180g,人参180g,黄柏180g,乌梅用50%醋浸一宿,去核打烂,和余药打匀,烘干或晒干,研末,加蜜制丸,每次9g,每日1～3次,空腹温开水送下。)

本方主治蛔厥证,症见心烦呕吐,时发时止,食入吐蛔,手足厥冷,腹痛;又治久痢、久泻。方中以乌梅为君,味酸以安蛔,另可涩肠止泻,可治久痢滑脱。以细辛、蜀椒温脏驱蛔散寒;黄连、黄柏清热下蛔,共为臣药。佐以附子、干姜、桂枝温阳散寒伏蛔;人参、当归补气养血扶正。使以蜂蜜甘缓和中。综观全方,酸辛苦同用,乃安蛔配伍之要法;寒热并用,调肠胃寒热;消补兼施,气血并补;邪正兼顾,扶正祛邪。

2. 化虫丸(《医方集解》)

化虫使君与鹤虱,

楝槟芜荑一并列;

白矾铅粉和丸服,

肠中诸虫皆可灭。

(鹤虱30g,铅粉30g,苦楝根皮30g,槟榔30g,芜荑15g,使君子15g,白矾7.5g,共为末,水煮米糊为丸,量人体重大小服用，1 岁小儿一般可服 1.5g。）

本方能杀肠中诸虫，主治各种常见寄生虫病。方中鹤虱能杀诸虫，为驱虫常用药；苦楝根皮能杀蛔虫、蛲虫，槟榔能杀绦虫、姜片虫，白矾、铅粉均有杀虫之效，且能燥湿；使君子善杀蛔虫消积；芜荑杀虫消积。多种杀虫药合用，其杀虫效果大有增强。

（注：《太平惠民和剂局方》中亦有同名方，较本方少使君子、芜荑两味，作用较本方弱。）

3. 黄病绛矾丸（验方）

> 绛矾丸用平胃散，
>
> 绛矾半两即相宜；
>
> 钩虫入肠损脾胃，
>
> 红枣调服杀虫剂。

（绛矾 15g，苍术 15g，厚朴 24g，陈皮 18g，炒甘草 9g，上药共为末，煮红枣肉为小丸，姜半夏粉 30g 为衣。每服 4.5～6g，淡姜汤送下，日服 2 次。）

本方主治积食不化，脾不运湿而致气滞湿蓄引起的黄胖病。症见萎黄浮肿，心悸气促，肢体懒懒，或能食而无力，或嗜好香物及生米；亦治食积痞块，小便不利。本方乃平胃散加绛矾而成，方中平胃散健脾燥湿，理气和中，绛矾燥湿补血，红枣益脾养血。

4. 八珍汤（《正体类要》）

> 四君四物八珍汤，
>
> 气血双补是名方。

（当归 10g，川芎 5g，白芍 8g，熟地 15g，人参 3g，炒白术 10g，茯苓 8g，炙甘草 5g，生姜 3 片，大枣 2 枚，水煎服。）

本方主治气血两虚证，症见面色苍白或萎黄，头晕眼花，四肢倦怠，气短懒言，心悸怔忡，食欲减退，舌淡苔薄白，脉细虚。方中以人参、白术、茯苓、甘草补脾益气；当归、白芍、熟地滋养心肝；川芎入血分而理气，使归、地补而不滞；加姜、枣入气分以调和脾胃。诸药合用，共奏气血双补之功。

5. 追虫丸（《证治准绳》）

追虫丸中苦楝根，

木香槟榔雷茵陈；

皂荚黑丑皆入药，

追杀诸虫无处遁。

（黑牵牛 240g，槟榔 240g，雷丸 60g，南木香 60g，上药为末，另取茵陈 60g，皂荚 30g，苦楝皮 30g，煎浓汁，水泛为丸，成人每服 12g，小儿 3～9g，清晨用砂糖水送下。）

本方主治虫积。方以槟榔、雷丸、苦楝皮共用为君，杀虫；以牵牛、皂荚通便导滞，以防死虫积滞肠中，为臣；木香理气、茵陈除湿，治疗腹内虫积致气滞不通，水湿不化，共为佐使。全方配伍，杀虫之外，又有祛积、化湿、理气之效。

6. 百部煎剂（验方）

百部 30g，切碎加水 200ml，煎半小时左右，煎至 30ml，于临睡前做保留灌肠，连续 10～12 天为 1 疗程（此为小儿量，成人加倍）。

二十九 胁痛

【证治歌括】

胁痛肝胆最相关，

气结柴胡疏肝散；

瘀血停着旋覆花，

较重活血用复元，

若胁肋下有癥块，

亦可服用鳖甲煎。

肝胆湿热龙胆用，

吐蛔乌梅、石硝矾。

肝阴不足悠悠痛，

养阴柔肝一贯煎。

解析

"**胁痛肝胆最相关**"：胁痛是以一侧或两侧胁肋疼痛为主要表现的病证，也是临床比较多见一种自觉症状。本证早在《黄帝内经》已有记载，并明确指出胁痛的发生主要是由于肝胆病变。

"**气结柴胡疏肝散**"：肝气郁结证的胁痛以胀痛为主，走窜不定，疼痛每因情志而增减。治疗以柴胡疏肝散加减。

"**瘀血停着旋覆花**"：瘀血停着证的胁痛以刺痛为主，痛有定处，入夜尤甚。治疗以旋覆花汤加减。

"**较重活血用复元，若胁肋下有癥块，亦可服用鳖甲煎**"：如前所述，瘀血停着证轻证以旋覆花汤加减治疗，较重者以复元活血汤加减以活血祛瘀、通经活络。如果胁肋下有癥块，而正气未衰者，可服鳖甲煎丸。

"肝胆湿热龙胆用，吐蛔乌梅、石硝矾"：肝胆湿热证的胁痛以龙胆泻肝汤泻肝胆湿热。若胁肋剧痛，呕吐出蛔虫者，以乌梅丸安蛔后继以除蛔治疗。若湿热煎熬，结成砂石，治以硝石矾石散加金钱草、海金沙、郁金等。

"肝阴不足悠悠痛，养阴柔肝一贯煎"：肝阴不足证的胁痛以胁肋隐痛、悠悠不休，遇劳加重为特点，治疗以一贯煎养阴柔肝。

附方歌括及浅释

1. **柴胡疏肝散**（《景岳全书》） 见前文"十六、郁证"内容。

2. **旋覆花汤**（《金匮要略》）

> 旋覆花汤用新绛，
>
> 加入葱茎一并尝；
>
> 宽胸理气化郁结，
>
> 肝着为病服之康。

（旋覆花9g，新绛3g，葱14茎，水煎服。）

本方主治肝脏气血瘀滞之肝着，症见胸胁痞闷不舒，甚或胀痛，常喜叩按胸部，舌暗，脉弦或涩。方中以旋覆花为主药，理气舒郁，宽胸开结，尤善通肝络而行气；助以葱管之辛温，既能芳香化浊以开痹，又能温通阳气而散结，有通络之功；新绛活血化瘀，为治肝经血滞之要药。三药合用，共奏下气散结、活血通络之功。

3. **复元活血汤**（《医学发明》）

> 复元活血有柴胡，
>
> 蒌根归草与甲珠；
>
> 桃仁红花大黄配，
>
> 跌打损伤正宜服。

（柴胡 15g，天花粉 9g，当归 9g，红花 6g，甘草 6g，炮穿山甲 6g，酒大黄 30g，桃仁 9g，水煎服。）

本方主治跌打损伤、瘀血停滞于胁下所致的胁下疼痛。方中重用酒大黄活血祛瘀，引瘀血下行，荡涤凝瘀败血；柴胡疏肝行气，引诸药入肝经，二药配合，一升一降，攻散胁下瘀滞，共为君药。桃仁、红花活血祛瘀，消肿止痛；穿山甲破瘀通络，散结消肿，共为臣药。佐以当归养血和血，天花粉助消瘀散结续伤，清热消肿润燥。使以甘草调和诸药，缓急止痛。综观全方，活血化瘀与疏肝行气相伍，气血并调；攻逐破瘀与引药入肝相配，升降结合。

4. 鳖甲煎丸（《金匮要略》）

鳖甲煎丸疟母方，

䗪虫鼠妇及蜣螂；

蜂窠石韦人参射，

桂朴紫葳丹芍姜；

瞿麦柴芩胶半夏，

桃仁葶苈和硝黄。

疟缠日久胁下硬，

癥消积化保安康。

（鳖甲 90g，炮乌扇 22.5g，黄芩 22.5g，鼠妇 22.5g，干姜 22.5g，大黄 22.5g，桂枝 22.5g，石韦 22.5g，厚朴 22.5g，瞿麦 22.5g，紫葳 22.5g，阿胶 22.5g，柴胡 45g，蜣螂 45g，芍药 37g，牡丹皮 37g，䗪虫 37g，蜂房 30g，赤硝 90g，桃仁 15g，人参 7.5g，半夏 7.5g，葶苈子 7.5g，上药先以黄酒煎鳖甲成胶状，再纳余药细末，炼蜜成丸。每服 3g，每日 3 次。）

本方主治疟疾日久不愈，胁下痞硬成块，结成疟母。以及癥积结于胁下，推之不移，腹中疼痛，肌肉消瘦，饮食减少，时有寒热，女子月经闭止等。方中以鳖甲煎（即清酒经灶下灰滤过，煮鳖甲烂如胶膝）为君，取鳖甲入肝软坚化癥，灶下灰消癥去积，清酒活血通经，三者混为一体，共奏活血化瘀、软坚消癥之效。以赤硝、大黄、䗪虫、蜣螂、鼠妇攻逐之品，助破血消癥之力。柴胡、黄芩、白芍和少阳而调肝气；厚朴、乌扇、葶苈子、半夏行郁气而消痰癖；干姜、桂枝温中，与黄芩相伍，辛开苦降而调解寒热；人参、阿胶补气养血而扶正气；桃仁、牡丹皮、紫葳、露蜂房活血化瘀而去干血；瞿麦、石韦利水渗湿。诸药合用，攻补兼施，寒温并用，共奏行气活血、祛湿化痰、软坚消癥之功。

5. **龙胆泻肝汤**（《**医方集解**》） 见前文"十、自汗、盗汗"内容。

6. **乌梅丸**（《**伤寒论**》） 见前文"二十八、虫证"内容。

7. **硝石矾石散**（《**金匮要略**》）

> 身黄额黑足如烘，
>
> 腹胀便溏晡热从；
>
> 等分矾硝和麦汁，
>
> 女劳疸病夺天工。

（硝石、矾石各等分，研末混匀，每次 1～2g，每日 3 次，以大麦粥汁送服。）

本方主治女劳疸（黑疸）兼有瘀血湿热之证，亦可治各种内伤黄疸。方中硝石性寒能解脏腑之实热，味咸入血分能消坚，又善解血分之热；矾石入血分以胜湿，能去脾中之湿热。二药合用，共奏消瘀散结、清热化湿之功。

8. **一贯煎**（《**柳洲医话**》） 见前文"十九、胃痛"内容。

黄疸阳黄因湿热，

热重湿兮茵陈列，

湿重于热茵五苓，

甘露消毒丹相合；

急黄犀角散速服，

阴黄茵陈术附携。

解析

"**黄疸阳黄因湿热**"：黄疸以身黄、目黄、小便黄为主症，其中目睛黄染为本病的主要特征。黄疸的病机关键是湿，黄疸的辨证，应以阴阳为纲，阳黄以湿热为主，阴黄以寒湿为主，治疗大法主要为化湿邪利小便。

"**热重湿兮茵陈列，湿重于热茵五苓，甘露消毒丹相合**"：阳黄，热重于湿者，以茵陈蒿汤加味；湿重于热者，以茵陈五苓散合甘露消毒丹加减。

"**急黄犀角散速服**"：急黄发病急骤，黄疸迅速加深，其色如金，常伴高热烦渴，甚则神昏谵语。治疗原则以清热解毒、凉营开窍为主，方剂可选犀角散加味（犀角已禁用，现多用水牛角代）。

"**阴黄茵陈术附携**"：阴黄的治疗以茵陈术附汤加味。

附方歌括及浅释

1. 茵陈蒿汤（《伤寒论》）

茵陈蒿汤大黄栀，

瘀热阳黄此方施；

便难尿赤腹胀满，

清热利湿总相宜。

（茵陈 30g，栀子 15g，大黄 9g，水煎服。）

本方主治湿热黄疸。方中以茵陈为君，清利脾胃肝胆湿热，利胆退黄，芳香舒脾而透表畅气。栀子清热泻火燥湿，通利三焦，引湿热下行。大黄泄热逐瘀，通利大便，以开湿热下行之道。综观全方，利湿与清热并进，通腑与逐瘀并行，前后分消，使湿热从二便而出。

2. 茵陈五苓散（《金匮要略》）

茵陈五苓重茵陈，

术苓猪泽轻桂烹；

湿重于热阳黄用，

身黄尿涩头身重。

（茵陈蒿末 10g，五苓散 5g，和匀，每服 6g，每日 3 次。）

本方主治湿热黄疸，湿重于热，小便不利者。方中茵陈苦泄下降，功专清热利湿退黄，合以五苓散利水渗湿，使湿热从小便而去，则黄疸自退。

3. 甘露消毒丹（《温热经纬》）

甘露消毒蔻藿香，

茵陈滑石木通菖；

芩翘贝母射干薄，

湿热流连正治方。

（飞滑石 450g，绵茵陈 330g，淡黄芩 300g，石菖蒲 180g，川贝母 150g，木通 150g，藿香 120g，射干 120g，连翘 120g，薄荷

120g，白豆蔻 120g，共为末，每服 9g，开水调服，或以神曲糊丸如弹子大，开水化服。）

本方主治湿温、时疫之邪留恋气分，湿热并重之证。方中重用滑石、茵陈、黄芩三味，滑石清利湿热而解暑；茵陈清热利湿而退黄；黄芩清热解毒而燥湿。加石菖蒲、白豆蔻、藿香、薄荷芳香化湿，行气悦脾；射干、贝母降肺气，利咽喉；木通助滑石、茵陈清利湿热；连翘协黄芩清热解毒。集清解、渗利和芳化三法于一方，清热祛湿中兼有解毒散结之功。

4. 犀角散（《备急千金要方》）

> 犀角散中犀黄连，
>
> 升麻山栀茵陈全；
>
> 清热解毒开机窍，
>
> 急黄危重此方先。

［犀角 3g（犀角已禁用，现多用水牛角代），黄连 6g，升麻 9g，栀子仁 9g，茵陈 15g，水煎服。］

本方主治急黄，症见高热烦渴，或神昏谵语，或鼻衄、便血，或肌肤出现瘀斑，舌质红绛，苔黄而燥，脉弦滑数。方中犀角（水牛角）清热凉营解毒，黄连、升麻、栀子仁清热泻火解毒，茵陈清热退黄。诸药合用，共奏清热凉营、解毒退黄之功。

5. 茵陈术附汤（《医学心悟》）

> 茵陈术附汤方良，
>
> 炙草肉桂加干姜；
>
> 温里祛寒化湿邪，
>
> 功专独擅祛阴黄。

（茵陈 3g，炙甘草 3g，白术 6g，干姜 1.5g，附子 1.5g，肉桂

1g，水煎服。）

本方主治寒湿所致阴黄证。方中茵陈、附子温化寒湿退黄；白术、干姜、炙甘草健脾温中；肉桂温中散寒。诸药合用，共奏温阳健脾、化湿退黄之功。

【证治歌括】

腹内结块痛或胀，

积属血分痛不移；

聚散无常气分证，

日久成积病难离。

聚证首论肝气郁，

逍遥散服保无虞；

食滞痰阻六磨用；

积证首论气血阻，

金铃、失笑二方合，

瘀血内结膈下逐；

正虚瘀结日久成，

八珍、化积二方度。

消积不可妄用下，

徒损正气病难祛。

解析

"**腹内结块痛或胀，积属血分痛不移；聚散无常气分证，日久成积病难离**"：积聚是腹内结块，或痛或胀的病证。积和聚有不同的病情和病机：积病属血分，有形、固定不移，痛有定处，乃为脏病；聚属气分，无形、聚散无常，痛无定处，乃为腑病。聚证日久，可演变成有形之积，从而病情较重。

"**聚证首论肝气郁，逍遥散服保无虞**"：聚证的第一个证型是肝气郁滞，治疗可以逍遥散为主方。

"食滞痰阻六磨用"：聚证的第二个证型是食滞痰阻，治疗以六磨汤为主方。

"积证首论气血阻，金铃、失笑二方合"：积证的第一个证型是气滞血阻，治疗以金铃子散和失笑散为主方。

"瘀血内结膈下逐"：积证的第二个证型是瘀血内结，治疗以膈下逐瘀汤为主方。

"正虚瘀结日久成，八珍、化积二方度"：积证日久，正气大伤，从而形成正虚瘀结证型，治疗以八珍汤合化积丸为主方。

"消积不可妄用下，徒损正气病难祛"：治疗积聚，宜根据患者的正气情况酌情应用消积、软坚、化瘀之品以达逐渐化积，不可妄用下药。正如《丹溪心法·积聚痞块篇》说："凡积病不可用下药，徒损真气，病亦不去，当用消积药使之融化。"

◆ 附方歌括及浅释 ◆

1. 逍遥散（《太平惠民和剂局方》）

逍遥散用当归芍，

柴苓术草加姜薄。

（柴胡30g，当归30g，白芍30g，白术30g，茯苓30g，炙甘草15g，共为粗末，每服6～9g，水一大盏，烧生姜一块切破，薄荷少许，同煎至七分，去滓热服，不拘时候。）

本方主治肝郁血虚脾弱证，症见两胁胀痛，头痛目眩，口燥咽干，神疲食少，或往来寒热，或月经不调，乳房胀痛，苔薄，脉弦而虚。方中以柴胡为君，疏肝解郁，条达肝气，兼作使药引经。白芍养血敛阴，柔肝缓急；当归养血活血和血，二药合用，既养肝体以助肝用，又制柴胡疏泄太过，共为臣药。佐以白术、茯苓、甘草健脾益气，实木以御土乘，使营血生化有源；烧生姜温胃降逆和中，辛散达郁；薄荷助柴胡疏肝郁，透达肝经郁热。使以炙甘草健脾益气，调和诸药。综观全方，肝脾同治，以疏肝为主；气血兼顾，以理气为先。使木郁达之，则脾弱得复，血虚得养，疏养兼施，虚实兼顾。

2. 六磨汤（《证治准绳》） 见前文"二十七、便秘"内容。

3. 金铃子散（《素问病机气宜保命集》）

> 金铃延胡等分研，
>
> 黄酒调服或水煎；
>
> 心腹诸痛由热郁，
>
> 降热开郁痛自蠲。

（金铃子 30g，醋元胡 30g，共为末，每服 9g，酒或开水送下。）

本方主治肝郁有热，症见心腹胁肋诸痛，时发时止，口苦，舌红苔黄，脉弦数。方中以金铃子为君，疏肝气，泻肝火。延胡索行气活血，为臣使药。二药合用，主以行气止痛，兼以清热活血；气血并调，疏清并行，长于止痛，尤善治肝火诸痛。

4. 失笑散（《太平惠民和剂局方》） 见前文"十九、胃痛"内容。

5. 膈下逐瘀汤（《医林改错》）

> 膈下逐瘀桃归丹，
>
> 赤芍乌药玄胡甘；
>
> 川芎灵脂红花壳，
>
> 香附开郁血亦安。

（五灵脂 9g，当归 9g，川芎 6g，桃仁 9g，牡丹皮 6g，赤芍 6g，乌药 6g，延胡索 3g，甘草 9g，香附 3g，红花 9g，枳壳 5g，水煎服。）

本方主治瘀在膈下，形成积块；或小儿痞块；或肚腹疼痛，痛处不移；或卧则腹坠似有物者。方中以红花、桃仁、五灵脂、赤芍、牡丹皮、延胡索、川芎、当归活血通经，行瘀止痛；香附、乌药、枳壳调气疏肝。重用甘草，一则是取其调和诸药，使攻中有制；二则是协助主药以缓急止痛，诸药合用，共奏活血祛瘀、行气止痛之功。

6. 八珍汤（《正体类要》） 见前文"二十八、虫证"内容。

7. 化积丸（《类证治裁》）

> 化积棱莪海浮石，
>
> 阿魏香附瓦楞子；
>
> 雄槟苏木并五灵，
>
> 气血痰瘀癥积施。

〔三棱 9g，莪术 9g，阿魏（装胶囊服）1g，海浮石（先煎）10g，香附 9g，雄黄（装胶囊服）0.05g，槟榔 6g，苏木 9g，瓦楞子（先煎）12g，五灵脂 6g（包煎），水煎服。〕

本方主治气血痰瘀，结成癥积证，症见积块渐大，按之觉痛，痛而不移，或时有寒热，形体日渐消瘦，体倦乏力，饮食减少，女子月事不下，面色无华，舌青紫，脉细涩；小儿疳积。方中以三棱、莪术、阿魏消癥化积；海浮石、瓦楞子软坚散结，雄黄燥湿杀虫，解毒消痰；苏木、五灵脂活血消瘀；香附、槟榔理气行滞。诸药合用，共奏活血祛瘀、化癥消积之功。

三十二 臌胀

【证治歌括】

肝脾肾脏同受病，

气血水共腹内积，

腹部日大成臌胀，

本虚标实为病机。

气滞湿阻疏肝汤，

胃苓汤方或可施。

寒湿困脾实脾饮；

湿热蕴结茵陈剂，

再合中满分消丸，

肝脾血瘀调营宜；

更有脾肾阳虚证，

济生、五苓、附子理。

肝肾阴虚六味丸，

或用膈下合一贯。

六型分论臌胀证，

潜神宁志证心间。

解析

"**肝脾肾脏同受病，气血水共腹内积，腹部日大成臌胀，本虚标实为病机**"：臌胀，是据腹部膨胀如鼓而命名。以腹胀大、皮色苍黄，脉络暴露为特征。其病机由于肝、脾、肾三脏受病，气、血、水瘀积腹内，以致腹部日渐胀大，而成臌胀。本病的主要病机特点是本虚标实、虚实交错。

179

"**气滞湿阻疏肝汤，胃苓汤方或可施**"：气滞湿阻型的臌胀，治疗以柴胡疏肝汤或胃苓汤加减。

"**寒湿困脾实脾饮**"：寒湿困脾型的臌胀，治疗以实脾饮为主方。

"**湿热蕴结茵陈剂，再合中满分消丸**"：湿热蕴结型的臌胀，治疗宜用茵陈蒿汤合中满分消丸加减。

"**肝脾血瘀调营宜**"：肝脾血瘀证，治疗以调营饮加减。

"**更有脾肾阳虚证，济生、五苓、附子理**"：脾肾阳虚证，治疗以济生肾气丸合五苓散、附子理中丸等方。

"**肝肾阴虚六味丸，或用膈下合一贯**"：肝肾阴虚证，治疗以六味地黄丸或一贯煎合膈下逐瘀汤加减。

"**六型分论臌胀证，潜神宁志证心间**"：臌胀一病的分型论治，共有以上六型，学者宜潜心宁志，细加玩味，自可证于心而用于临床。

附方歌括及浅释

1. **柴胡疏肝散**（《景岳全书》）见前文"十六、郁证"内容。

2. **胃苓汤**（《丹溪心法》）见前文"二十三、泄泻"内容。

3. **实脾饮**（《济生方》）

> 实脾苓术与木瓜，
>
> 甘草木香大腹加；
>
> 草果二姜附朴枣，
>
> 虚寒阴水效堪夸。

（厚朴 6g，白术 6g，木瓜 6g，木香 6g，草果仁 6g，槟榔 6g，炮附子 6g，白茯苓 6g，炮干姜 6g，炙甘草 3g，生姜 5 片，大枣 1 枚，水煎服。）

本方主治脾肾阳虚，水停气滞之阴水，症见身半以下肿甚，胸腹胀满，手足不温，口中不渴，大便溏薄，舌淡苔白腻，脉沉弦而迟。方中以附子温肾阳助气化以行水；干姜温脾阳助运化以制水，两者温补脾肾，助阳抑阴，共为君药。茯苓渗湿利水，白术补脾燥湿，合用健脾和中，渗湿利水，为臣药。佐以木瓜醒脾化湿和中，并涩津敛液而护阴；厚朴、木香、槟榔、草果行气导滞，化湿利水，消胀除满，草果又能温中燥湿。使以炙甘草健脾和中，调和诸药。综观全方，温阳健脾同用，脾肾同治；行气利水共行，寓行气于温利之中，令气行湿自化。因本方温肾助阳、健脾运湿、行气利水合法，重在崇土实脾而制水，故以"实脾"名之。

4. **茵陈蒿汤（《伤寒论》）** 见前文"三十、黄疸"内容。

5. **中满分消丸（《兰室秘藏》）**

> 中满分消芩干姜，
>
> 朴枳连知泽姜黄；
>
> 四君半陈砂仁猪，
>
> 利湿清热消臌胀。

（白术 3g，人参 3g，炙甘草 3g，猪苓 3g，姜黄 3g，白茯苓 3g，干姜 6g，砂仁 6g，泽泻 9g，陈皮 9g，知母 12g，黄芩 36g，黄连 15g，半夏 15g，枳实 15g，厚朴 30g，上药共为末，汤浸蒸饼为丸，如梧桐子大。每次服 6～9g，每日 2 次。）

本方主治脾失健运，脘腹中满热胀、气胀、水胀、臌胀证，症见腹大坚满，脘腹撑急痛，烦渴口苦，渴不欲饮，小便黄赤，大便秘结或垢溏，苔黄腻，脉弦数。本方是由半夏泻心汤、六君子汤、枳术丸、四苓散综合加减而成。方中黄连、黄芩、茯苓、猪苓清热利湿；佐以半夏、干姜辛开散结。枳实、厚朴消胀除满；人参、白术培补中气。综观全方，攻补兼施，祛邪而不伤正。

6. 调营饮（《证治准绳》）

> 调营饮用元胡陈，
>
> 芎芍莪黄当归身；
>
> 瞿葶腹苓槟桑白，
>
> 辛芷桂草姜枣斟。

（莪术 9g，川芎 6g，当归 12g，延胡索 12g，赤芍 12g，瞿麦 12g，大黄 6g，槟榔 12g，陈皮 10g，大腹皮 6g，葶苈子 10g，赤茯苓 10g，桑白皮 10g，细辛 3g，肉桂 3g，炙甘草 6g，生姜 3 片，大枣 3 枚，白芷 9g，水煎服。）

本方主治腹大坚满，脉络怒张，胁腹刺痛。面色暗黑，面颈胸有血痣，手掌赤痕，舌质紫红或有瘀斑，脉细涩或芤。方中莪术、延胡索、当归、赤芍、川芎活血化瘀；槟榔、陈皮、大腹皮行气消滞；细辛、肉桂温阳化湿；生姜、大枣调和营卫；白芷祛风燥湿、葶苈子、桑白皮、瞿麦、茯苓利水消肿；大黄泻下攻积；甘草调和诸药。综观全方，以活血化瘀为主，行气消滞、温阳化湿、利水消肿为辅，兼顾祛风燥湿、泻下攻积、调和营卫。

7. 《济生》肾气丸（《济生方》）

> 肾气丸补肾阳虚，
>
> 地黄山药及茱萸；
>
> 苓泽丹皮加附桂，
>
> 水中生火在温煦；
>
> 《济生》加入车牛膝，
>
> 二便通调肿胀祛。

（熟地 15g，炒山药 30g，山茱萸 30g，泽泻 30g，茯苓 30g，牡丹皮 30g，肉桂 15g，炮附子 15g，川牛膝 15g，车前子 30g，共为末，炼蜜为丸，每服 9g，空心米饮下。）

　　本方主治肾阳不足，腰重脚肿，小便不利。方中重用附子温肾助阳而消阴翳，为君药。肉桂温肾补火，助膀胱气化；泽泻、车前子利水渗湿，合桂、附温阳利水，标本兼治，共为臣药。佐以茯苓、山药益气健脾，补土制水；熟地黄滋肾填精，可奏"阴中求阳"之功，又制桂附之温燥；牛膝益肝肾而滑利下行；牡丹皮寒凉清泄。诸药合用，共奏温肾助阳、利水消肿之功。

8. 五苓散（《伤寒论》）　见前文"七、肺胀"内容。

9. 附子理中丸（《太平惠民和剂局方》）　见前文"二十五、霍乱"内容。

10. 六味地黄丸（《小儿药证直诀》）

六味地黄益肾肝，

山药丹泽萸苓掺。

　　（熟地 24g，山茱萸 12g，山药 12g，泽泻 9g，茯苓 9g，牡丹皮 9g，共为末，炼蜜为丸，每丸 15g，每次 1 丸，每日 3 次，空腹服。）

　　本方主治肾阴虚证，症见腰膝酸软，头晕目眩，耳鸣耳聋，盗汗，遗精，消渴，骨蒸潮热，手足心热，口燥咽干，牙齿动摇，足跟作痛，以及小儿囟门不合，舌红少苔，脉沉细数。方中重用熟地黄以为君，滋阴补肾，填精益髓。山茱萸滋补肝肾，涩精；山药脾肾双补，健脾补虚，涩精固肾，共为臣药。君臣相配，三阴并补，补肝、脾、肾。佐以泽泻利湿泄浊，以防熟地之滋腻恋邪；牡丹皮清泻相火，制山茱萸之温涩；茯苓淡渗利湿，助泽泻以泄肾浊，又助山药之健运以充养后天之本。本方三补三泻，以补为主；肝、脾、肾三阴并补，以滋肾阴为主。

11. **一贯煎**（《柳洲医话》） 见前文"十九、胃痛"内容。

12. **膈下逐瘀汤**（《医林改错》） 见前文"三十一、积聚"内容。

头痛内伤与外感，

肝阳、肾虚、血与痰；

肝阳天麻钩藤饮；

肾虚滋阴大补元；

温阳主用右归丸；

血有血虚、瘀血辨：

血虚加味四物汤，

瘀血通窍活血先。

痰浊夏术天麻用；

外感寒、热、湿、风选：

风热芎芷石膏汤；

风寒川芎茶调散；

风湿羌活胜湿宜；

头痛正治至此全。

另有雷头风一证，

痛如雷鸣面起核，

方选清震化痰湿；

又有偏痛证亦乖，

多为肝经风火致，

临证平心妙化裁！

解析

"头痛内伤与外感"：头痛之病因多端，但不外乎外感和内伤两大类。

"肝阳、肾虚、血与痰"：内伤头痛，其发病原因多与肝、脾、肾三脏有关。因于肝者，肝阳上扰多见；因于脾者，脾虚生痰上扰清窍，或脾不生血，脑髓失荣；因于肾者，肾精亏虚，脑髓空虚。因于血者，除前述血虚外，亦有久病入络，气滞血瘀，不通则痛者。

"肝阳天麻钩藤饮"：肝阳头痛，以头痛而眩，心烦易怒为特征，治疗以天麻钩藤饮加减。

"肾虚滋阴大补元；温阳主用右归丸"：肾虚头痛，以头痛且空，每兼眩晕为特征。其中肾阴虚的治疗以大补元煎加减，肾阳虚的可用右归丸加减。

"血有血虚、瘀血辨：血虚加味四物汤，瘀血通窍活血先"：因血导致的头痛有血虚头痛和瘀血头痛之不同：血虚头痛以头痛而晕，兼见血虚症状为特点，治疗以加味四物汤；瘀血头痛以头痛经久不愈，痛处不移、痛如锥刺为特征，治疗以通窍活血汤加减。

"痰浊夏术天麻用"：痰浊头痛，以头痛昏蒙为特征，治疗以半夏白术天麻汤加减。

"外感寒、热、湿、风选"：外感头痛，多由风邪为主，但必须根据其夹寒、夹热、夹湿而随证治疗。

"风热芎芷石膏汤"：风热头痛，以头痛而胀，甚则头痛如裂为特征，治疗以芎芷石膏汤加减。

"风寒川芎茶调散"：风寒头痛，以头痛时作，痛连项背为特征，治疗以川芎茶调散加减。

"风湿羌活胜湿宜"：风湿头痛以头痛如裹为特征，治疗以羌活胜湿汤加减。

"头痛正治至此全"：头痛的证治，至此内伤、外感的证型论述完毕，但也有两种特殊的情况，在下面论述。

"另有雷头风一证，痛如雷鸣面起核，方选清震化痰湿"：临床可见到一种名曰"雷头风"的头痛，表现为头痛如雷鸣，头面起核，此证多为湿热夹痰上冲而致，可用清震汤加减，以除湿化痰。

"又有偏痛证亦乖，多为肝经风火致，临证平心妙化裁"：又有一种偏头痛，又称偏头风，表现也比较特别。其痛暴发，痛势剧烈，或左或右，或连及眼、齿。痛止则如常人。此证多系肝经风火所致，治疗宜平肝息风清热为主。

头痛治疗，临证时需心气平和，细加辨证，随证化裁。

附方歌括及浅释

1. 天麻钩藤饮（《杂病证治新义》）

天麻钩藤石决明，

栀牡寄生膝与芩；

夜藤茯神益母草，

主治眩晕与耳鸣。

〔天麻 9g，钩藤 12g（后下），石决明（先煎）18g，栀子 9g，黄芩 9g，川牛膝 12g，杜仲 9g，益母草 9g，桑寄生 9g，夜交藤 9g，茯神 9g，水煎服。〕

本方主治肝阳偏亢，肝风上扰，头痛，眩晕，失眠。方中以天麻、钩藤、石决明为君，平肝息风。以栀子、黄芩为臣，清热泻火，使肝经之热不致偏亢。益母草活血利水，牛膝引血下行，配合杜仲、桑寄生补益肝肾；夜交藤、茯神安神定志，俱为佐使。诸药合用，共奏平肝息风、清热活血、补益肝肾之功。

2. **大补元煎**（《景岳全书》） 见前文"十八、痹证"内容。

3. **右归丸**（《景岳全书》） 见前文"二十、噎膈"内容。

4. **加味四物汤**（《金匮翼》）

> 加味四物苓蔓荆，
>
> 再加菊花炙草烹；
>
> 血虚生风头隐痛，
>
> 养血息风可建功。

（生地 6g，当归 3g，蔓荆子 1.5g，酒黄芩 3g，炒白芍 3g，炙甘草 1g，菊花 2.1g，川芎 1.5g，水煎服。）

本方主治血虚头痛，症见头痛隐隐，时时昏晕，心悸失眠，面色少华，神疲乏力，遇劳加重，舌淡苔薄白脉细弱。本方以四物汤补血为主，而其中当归、川芎并有活血舒痛之功，益以白芍之敛和黄芩之清、菊花之轻以平其肝，蔓荆以祛风，甘草合白芍并可缓痛，实为血虚头风痛之良方。

5. **通窍活血汤**（《医林改错》）

> 通窍全凭好麝香，
>
> 桃仁大枣红葱姜；
>
> 川芎黄酒赤芍药，
>
> 表里通经第一方。

（赤芍 3g，川芎 3g，桃仁 9g，红花 9g，老葱 3g，生姜 9g，红枣 5g，麝香 0.15g，加黄酒适量，水煎服。）

本方主治瘀阻头面的头痛昏晕。方中以麝香为君，芳香走窜，通行十二经，开通诸窍，和血通络。以桃仁、红花、赤芍、川芎为臣，活血消瘀，推陈致新。佐以姜、枣，调和营卫，通利血脉。使以老葱，通阳入络。诸药合用，共奏活血通窍之功。

6. 半夏白术天麻汤（《医学心悟》）

> 半夏白术天麻汤，
>
> 苓草橘红枣生姜；
>
> 眩晕头痛风痰盛，
>
> 痰化风息复正常。

（半夏9g，天麻6g，茯苓6g，橘红6g，白术15g，甘草4g，生姜1片，大枣2枚，水煎服。）

本方主治风痰上扰，症见眩晕头痛、胸闷呕恶、舌苔白腻、脉弦滑等。方中半夏燥痰化湿，降逆止呕；天麻平肝息风止眩，合用化痰息风，共为君药。白术健脾燥湿，茯苓健脾渗湿，合用治生痰之本，共为臣药，君臣相配，加强化痰息风作用。佐以橘红理气化痰，使气顺痰消。使以甘草和中健脾，调和诸药；姜、枣调和脾胃。综观全方，风痰并治，肝脾同调，标本兼顾，以化痰息风治标为主，健脾燥湿治本为辅。

7. 芎芷石膏汤（《医宗金鉴》）

> 芎芷石膏《金鉴》方，
>
> 川芎白芷石膏羌，
>
> 菊花藁本共相配，
>
> 风热头痛应审详。

（川芎10g，白芷10g，羌活10g，藁本10g，菊花12g，生石膏30g，水煎服。）

本方主治风热上犯证，症见头胀痛，头晕伴视物昏花、咽痒、痛，咳嗽，舌红苔黄，脉浮数。方中菊花、石膏清热疏风；川芎、白芷、羌活、藁本祛风行气。诸药合用，以清热疏风为主，祛风行气为辅，共奏散风泄热止痛之功。

8. 川芎茶调散 (《太平惠民和剂局方》)

> 川芎茶调有荆防,
>
> 辛芷薄荷甘草羌;
>
> 目昏鼻塞风攻上,
>
> 偏正头痛悉能康。

(川芎 120g, 荆芥 120g, 白芷 60g, 羌活 60g, 炙甘草 60g, 细辛 30g, 防风 45g, 薄荷 240g, 共为末, 每服 6g, 每日 2 次, 清茶调下。)

本方主治外感风邪头痛, 症见偏正头痛或颠顶作痛, 恶寒发热, 目眩鼻塞, 舌苔薄白, 脉浮。方中以川芎辛温香窜, 为血中气药, 上行头目, 为治诸经头痛要药, 善于祛风活血止痛, 善治少阳、厥阴头痛, 为君药 (有些版本教材以川芎、羌活、白芷为君)。荆芥、薄荷辛散上行, 以助君药疏风止痛, 并能清利头目, 为臣药。薄荷用量独重, 以其之凉, 既可制诸风药之温燥, 又能兼顾风为阳邪、易于化热化燥的特点。佐以羌活、白芷疏风止痛, 羌活善治太阳经头痛, 白芷善治阳明经头痛; 细辛散寒止痛, 宣通鼻窍, 善治少阴头痛; 防风疏散上部风邪。使以炙甘草益气和中, 调和诸药。服时以清茶调下, 是取其苦寒清上降下之性, 合薄荷上清头目, 制约诸风药过于温燥与升散。本方集多味辛散疏风药于一方, 祛风止痛力强; 主以温燥升散, 少佐苦寒沉降, 升降有度。

9. 羌活胜湿汤 (《内外伤辨惑论》)

> 羌活胜湿草独芎,
>
> 蔓荆藁本加防风;
>
> 湿邪在表头腰痛,
>
> 发汗升阳经络通。

（羌活 6g，独活 6g，藁本 3g，防风 3g，炙甘草 3g，川芎 3g，蔓荆子 2g，水煎服。）

本方主治风湿在表，症见肩背痛不可回顾，头痛身重，或腰脊疼痛，难以转侧，苔白脉浮。方中以羌活、独活为君，羌活入太阳经，善祛上部风湿；独活善祛下部风湿，两者相合，能散周身风湿，舒利关节而通痹。以防风、藁本为臣，祛太阳经风湿，且能止头痛。佐以川芎、蔓荆子祛风止痛；使以甘草调和诸药。诸药合用，共奏祛风胜湿之功。

10. 清震汤（《素问气机病宜保命集》）

> 清震汤治雷头风，
>
> 升麻苍术两般充；
>
> 荷叶一枚升胃气，
>
> 邪从上散不传中。

（升麻 15g，苍术 15g，全荷叶 1 张，水煎服。）

本方主治雷头风，症见憎寒壮热，发病甚急，头面起疙瘩，红肿作痛。方中升麻升清气，解百毒；苍术燥湿健脾，发汗解肌；共为君药。荷叶升胃中清气，助辛温升散之药上行而发散，并保护胃气，使邪不传里。诸药合用，共奏升清解毒、健脾燥湿之功。

三十四 眩晕

肝阳上亢眩晕见，

天麻钩藤饮速煎；

更有大定风珠证，

遗精、疲乏、腰膝酸。

痰浊中阻夏术麻；

若见郁火服温胆。

气血亏虚归脾用，

便溏下坠中气陷，

方选补中益气汤；

肾精不足左、右丸。

眩晕四型心常记，

辨证遣药心恬然。

解析

"**肝阳上亢眩晕见，天麻钩藤饮速煎**"：眩是眼花，晕是头晕，两者常同时并见，统称为眩晕。肝阳上亢是眩晕常见的一个证型，治疗可以天麻钩藤饮加减。

"**更有大定风珠证，遗精、疲乏、腰膝酸**"：在肝阳上亢证型中，如兼见腰膝酸软、遗精疲乏，则属肝肾阴虚，肝阳上亢，治疗可用大定风珠。

"**痰浊中阻夏术麻；若见郁火服温胆**"：痰浊中阻证的眩晕，可用半夏白术天麻汤加减。如痰阻气机，郁而化火，宜用温胆汤。

"**气血亏虚归脾用，便溏下坠中气陷，方选补中益气汤**"：气血亏虚证的眩晕，治疗以归脾汤为主方，若中气不足，清阳不升，时时眩晕，便溏下坠者，用补中益气汤。

"肾精不足左、右丸"：肾精不足证的眩晕，滋阴宜左归丸，温阳宜右归丸。

"眩晕四型心常记，辨证遣药心恬然"：眩晕一病，常见的主证有以上四个，学习眩晕应以此四型为纲，临证时细心辨证，按证遣药，则能心内恬然而效如桴鼓。

◇ **附方歌括及浅释** ◇

1. **天麻钩藤饮**（《杂病证治新义》）　见前文"三十三、头痛"内容。

2. **大定风珠**（《温病条辨》）

大定风珠鸡子黄，

再合加减复脉汤；

三甲并同五味子，

滋阴息风是妙方。

（生白芍 18g，阿胶 9g，生龟甲 12g，生地 18g，火麻仁 6g，五味子 6g，生牡蛎 12g，麦冬 18g，炙甘草 12g，鸡子黄 2 个，生鳖甲 12g，水煎去滓，加入鸡子黄搅匀温服。）

本方主治阴虚风动证，温病后期，神倦瘛疭，舌绛苔少，脉气虚弱，有时时欲脱之势。方中以鸡子黄镇定中焦，滋阴潜阳，交通心肾；阿胶滋阴补血，治一切风，二药合用滋阴息风，共为君药。以白芍养血柔肝，生地滋阴养血，麦冬养阴生津，三药合用，滋水涵木，柔肝濡筋，共为臣药。佐以龟甲、鳖甲、牡蛎育阴潜阳，重镇息风；火麻仁养阴润燥，五味子敛阴生阴宁神。使以甘草益气安中，合白芍、五味子酸甘化阴，兼调和诸药。综观全方，以大队滋阴药配伍潜阳之品，寓息风于滋养之中，以治本之"酸甘咸法"助复真阴，息虚风。主以填补真阴，辅佐酸甘与潜降并施，摄纳浮阳助息风，安中敛阴以防脱。

3. **半夏白术天麻汤**（《医学心悟》） 见前文"三十三、头痛"内容。

4. **温胆汤**（《三因极一病症方论》） 见前文"十四、不寐"内容。

5. **归脾汤**（《济生方》） 见前文"十一、血证"内容。

6. **补中益气汤**（《脾胃论》） 见前文"十一、血证"内容。

7. **左归丸**（《景岳全书》）

> 左归丸内山药地，
>
> 萸肉枸杞与牛膝；
>
> 菟丝龟鹿二胶合，
>
> 壮水之主方第一。

（熟地240g，炒山药120g，枸杞子120g，山茱萸120g，川牛膝90g，菟丝子120g，鹿角胶120g，龟甲胶120g，共为末，炼蜜为丸，每丸重15g，早晚空腹各服1丸，淡盐汤送下。）

本方主治真阴不足，症见头目眩晕，腰酸腿软，遗精滑泄，自汗盗汗，口燥咽干，渴欲饮水，舌光少苔，脉细或数。方中重用熟地滋肾以填真阴，枸杞子益精明目，山茱萸涩精敛汗。龟、鹿二胶为血肉有情之品，鹿角胶偏于补阳，龟甲胶偏于滋阴，二药合用，沟通任督二脉，益精填髓，有"阳中求阴"之意。菟丝子、牛膝合用，强腰膝，健筋骨。山药滋益脾肾。诸药合用，共奏滋肾填阴、育阴潜阳之功。

8. **右归丸**（《景岳全书》） 见前文"二十、噎膈"内容。

三十五 中风

【证治歌括】

络脉空虚风邪中，

大秦艽汤最相应；

肝肾阴虚风阳扰，

镇肝熄风可建功。

中脏腑有闭与脱，

闭有阳闭、阴闭说：

阳闭至宝、安牛丸，

再将羚羊角汤协；

阴闭苏合、涤痰用；

参附、生脉专治脱。

再论中风后遗症，

半身不遂有二型：

气虚血滞脉络阻，

补阳还五汤最行；

肝阳上亢脉络阻，

镇肝熄风、麻钩能。

语言不利证有三：

风痰阻络解语丹；

肾虚精亏地黄饮；

末型可将不遂参。

更有口眼㖞斜证，

多由风痰阻络成，

牵正散服酌加减，

一十一型论中风。

195

解析

"络脉空虚风邪中，大秦艽汤最相应"：中风是以猝然昏仆，不省人事，伴口眼㖞斜，半身不遂，语言不利，或不经昏仆而仅以㖞僻不遂为主症的一种疾病。本病因起病急骤，变化迅速，与风性善行数变的特征相似，故以中风名之。本病的病机，归纳为虚（阴虚、气虚）、火（肝火、心火）、风（肝风、外风）、痰（风痰、湿痰）、气（气逆）、血（血瘀）六端，其中以肝肾阴虚为其根本。临床常将中风分为中经络和中脏腑两大类。中经络一般无神志改变而病轻，中脏腑常有神志不清而病重。中经络的第一个证型是"络脉空虚，风邪入中"型，治疗以大秦艽汤加减。若手足麻木、肌肤不仁明显者加指迷茯苓丸以通利经络。

"肝肾阴虚风阳扰，镇肝熄风可建功"：中经络的第二个证型是"肝肾阴虚，风阳上扰"型，治疗以镇肝熄风汤加减。

"中脏腑有闭与脱，闭有阳闭、阴闭说"：中脏腑根据正邪情况有闭证和脱证的区别。闭证以邪实内闭为主，属实证，急宜祛邪。脱证以阳气欲脱为主，属虚证，急宜扶正。闭证根据有无热象，又有阳闭和阴闭之分，阳闭面赤身热，气粗口臭；阴闭面白唇暗，四肢不温。

"阳闭至宝、安牛丸，再将羚羊角汤协"：阳闭的治疗，先灌服（或鼻饲）局方至宝丹或安宫牛黄丸，并用羚羊角汤加减以清肝息风。

"阴闭苏合、涤痰用"：阴闭的治疗，急用苏合香丸温开水化开灌服（或鼻饲），并用涤痰汤煎服。

"参附、生脉专治脱"：脱证的治疗，立即用大剂参附汤合生脉散。

"再论中风后遗症"：中风后遗症是指中风经过救治，神志清醒后，留下的后遗症，如半身不遂、言语不利、口眼㖞斜等。

"半身不遂有二型：气虚血滞脉络阻，补阳还五汤最行"：后遗症中半身不遂有两个证型：第一个证型是气虚血滞，脉络瘀阻，治疗用补阳还五汤。

"肝阳上亢脉络阻，镇肝熄风、麻钩能"：第二个证型是肝阳上亢，脉络瘀阻，治疗用镇肝熄风汤或天麻钩藤饮加减。

"语言不利证有三：风痰阻络解语丹"：后遗症中语言不利有三个证型：第一个证型是风痰阻络，治疗用解语丹。

"肾虚精亏地黄饮"：第二个证型是肾虚精亏，治疗用地黄饮子去肉桂、附子，加杏仁、桔梗、木蝴蝶开音利窍。

"末型可将不遂参"：语言不利的最后一个证型，可以参考半身不遂的第二个证型来治疗，即肝阳上亢，痰邪阻窍，选方也可以用天麻钩藤饮或镇肝熄风汤。

"更有口眼蜗斜证，多由风痰阻络成，牵正散服酌加减"：中风后遗症中还有一个是口眼蜗斜，多由于风痰阻于络道所致，治疗可以牵正散加减。

"一十一型论中风"：中风这个病，包括中脏腑、中经络以及中风后遗症在内，共有十一个证型，诸位可以参考上面的歌括来记忆、应用。

附方歌括及浅释

1. 大秦艽汤（《素问气机病宜保命集》）

大秦艽汤羌独防，

芎芷辛芩二地黄；

石膏归芍苓术草，

养血祛风通治方。

（秦艽90g，甘草60g，川芎60g，当归60g，白芍60g，细辛15g，羌活30g，防风30g，黄芩30g，石膏60g，白芷30g，白术30g，生地30g，熟地30g，白茯苓30g，独活60g，为散，每服30g，水煎服。）

本方主治风邪初中经络之证，症见口眼㖞斜，舌强不能言语，手足不能运动，风邪散见，不拘一经者。方中重用秦艽为君，祛风散邪清热，通经活络。以羌活、独活、防风、白芷、细辛为臣，祛风散邪，搜风通络。佐以当归、川芎、白芍、熟地养血活血，制诸风药温燥；白术、茯苓益气健脾，化生气血，寓有扶正御风之意；生地、石膏、黄芩清郁热，兼制风药温散，用以凉血、清热。使以甘草健脾益气，调和诸药。综观全方，以辛散疏风与养血活血相伍，而以辛散祛风为主，佐以养血、健脾、清热之品，所谓"疏风必养血，治风先治血，血行风自灭"；散邪佐以扶正，标本兼顾。

2.《指迷》茯苓丸（《全生指迷方》）

《指迷》茯苓丸半夏，

风硝枳壳姜汤下；

中脘停痰肩臂疼，

气行痰消诸证罢。

（半夏60g，茯苓30g，枳壳15g，风化朴硝7.5g，共为末，姜汁糊丸，每服6g，姜汤或温开水送下。）

本方主治痰停中脘，症见两臂疼痛，或四肢浮肿，舌苔白腻，脉弦滑等。方中以半夏为君，燥湿化痰。以茯苓为臣，健脾渗湿，既消已成之痰，又绝生痰之路。佐以枳壳理气宽中，俾痰随气行；

风化朴硝软坚润下，使结癖停痰易消。以姜汁糊丸，既能制半夏之毒，又能化痰散饮。诸药合用，共奏燥湿行气、软坚消痰之功。

3. 镇肝熄风汤（《医学衷中参西录》）

> 镇肝熄风天茵玄，
>
> 麦芽草芍蛎川楝；
>
> 龙赭归牛肝阳亢，
>
> 肝肾阴虚头目眩。

（怀牛膝 30g，生赭石 30g，生龙骨 15g，生牡蛎 15g，生龟甲 15g，生白芍 15g，玄参 15g，天冬 15g，川楝子 6g，生麦芽 6g，茵陈 6g，甘草 4.5g，水煎服。）

本方主治肝肾阴虚所致的肝阳上亢、头晕目眩之症。方中以怀牛膝为君，引血下行，折其阳亢，兼滋补肝肾。代赭石镇肝潜阳降逆，合牛膝引血下行；龟甲滋阴潜阳息风；白芍养血柔肝缓急；龙骨、龟甲、牡蛎、白芍益阴潜阳镇逆。佐以天冬、玄参，天冬滋肾清热，玄参滋阴降火，二药并能滋水涵木，清心凉肝。使以茵陈、川楝子、生麦芽清泄肝热，疏肝理气，生麦芽兼能疏肝和胃；甘草合麦芽能养胃和中，防金石药伤胃，调和诸药。综观全方，镇肝滋肾，重用潜镇，配伍滋阴，标本兼顾，主在治标；镇降与潜阳并用，为镇肝熄风汤之配伍要法。镇降肝阳，兼行滋水清金，佐以疏柔和中，寓五行制化之理。

4. 至宝丹（《太平惠民和剂局方》）

> 至宝朱珀麝息香，
>
> 雄玳犀角与牛黄；
>
> 金银两箔兼龙脑，
>
> 热闭心包功效良。

［生乌犀屑 30g（犀角已禁用，现多用水牛角代），朱砂 30g，雄黄 30g，生玳瑁屑 30g，琥珀 3g，麝香 7.5g，龙脑 7.5g，金箔 50 片，银箔 50 片，牛黄 15g，安息香 45g，共为末，炼蜜为丸，每丸重 3g，每次 1 丸，每日 1 次。］

本方主治中暑、中风及温病痰热内闭。方中麝香协冰片、安息香以芳香开窍，辟秽化浊，三者相配，开窍之效尤为显著。犀角（水牛角）、牛黄、玳瑁清热解毒，其中牛黄又能化痰镇惊。另用朱砂、琥珀镇心安神，雄黄豁痰解毒。方中金箔、银箔与朱砂、琥珀同用，意在加强重镇安神之效。

5. 安宫牛黄丸（《温病条辨》）

安宫牛黄开窍方，

芩连栀郁朱雄黄；

犀角真珠冰麝箔，

热闭心包功效良。

［牛黄 30g，郁金 30g，犀角 30g（犀角已禁用，现多用水牛角代），黄连 30g，黄芩 30g，栀子 30g，朱砂 30g，雄黄 30g，冰片 7.5g，麝香 7.5g，珍珠 15g，为细末，炼蜜为丸，每丸 3g，金箔为衣，每次 1 丸，每日 1 次。］

本方主治温热病，热邪内陷心包，痰热壅闭心窍。方中以牛黄清心解毒，豁痰开窍；麝香开窍醒神，共为君药。犀角（水牛角）清心凉血解毒；黄连、黄芩、栀子清热泻火解毒，助牛黄清心包之火；冰片、郁金芳香辟秽，通窍开闭，加强麝香开窍醒神之效，以上诸药共为臣药。凉血解毒之品与芳香开窍药相配，使邪火随诸香一齐散也。佐以朱砂、珍珠镇心安神，以除烦躁不安；雄黄助牛黄以豁痰解毒。使以蜂蜜和胃调中，用金箔为衣，亦是取其重镇安神之效。诸药合用，共奏清热开窍、豁痰解毒之功。

6. 羚羊角汤（《医醇賸义》）

羚羊角汤龟芍地，

丹薄柴菊夏枯使；

蝉衣石明合和煮，

肝阳上亢痛如劈。

（羚羊角 6g，龟甲 24g，生地 18g，白芍 3g，牡丹皮 4.5g，柴胡 3g，薄荷 3g，菊花 6g，夏枯草 4.5g，蝉蜕 3g，石决明 24g，水煎服。）

本方主治肝阳上亢，头痛如劈，筋脉抽掣，痛连目珠。本方中羚羊角清肝息风，为君药；配以菊花、夏枯草、蝉蜕凉肝息风，清肝泻火；薄荷、柴胡疏解肝经郁热；牡丹皮清热凉血，活血散瘀。白芍、龟甲、生地、石决明潜阳育阴；诸药配伍，共奏育阴潜阳、清肝息风之效。

7. 苏合香丸（《太平惠民和剂局方》）见前文"十三、胸痹"内容。

8. 涤痰汤（《济生方》）见前文"七、肺胀"内容。

9. 参附汤（《正体类要》）见前文"六、喘证"内容。

10. 生脉散（又名生脉饮）（《内外伤辨惑论》）见前文"六、喘证"内容。

11. 补阳还五汤（《医林改错》）

补阳还五芪巧记，

桃红四物龙易地；

半身不遂中风证，

活血通络又益气。

（黄芪120g，当归尾6g，赤芍6g，地龙3g，川芎3g，红花3g，桃仁3g，水煎服。）

本方即桃红四物汤，将地黄改为地龙，加黄芪而成。主治中风后遗症，症见半身不遂，口眼歪斜，语言謇涩，口角流涎，下肢痿废，小便频数或遗尿不禁，苔白，脉缓。方中重用黄芪为君，大补元气，益气助活血通瘀。以当归尾为臣，活血通络和血，化瘀而不伤血。佐以川芎、赤芍、桃仁、红花助当归尾活血祛瘀，地龙通经活络，引药力直达络中。综观全方，以大剂补气药配以小剂量活血通络之品，使气旺血行治本，祛瘀通络治标，补气为先，祛瘀为辅，标本兼顾，补气不壅滞，活血不伤正。

12. 天麻钩藤饮（《杂病证治新义》）见前文"三十三、头痛"内容。

13. 解语丹（《医学心悟》）

> 解语南星甘木香，
>
> 白附天麻远志菖；
>
> 羌活全蝎薄荷入，
>
> 中风不语自然康。

（炮白附子30g，石菖蒲30g，远志30g，天麻30g，全蝎6g，羌活30g，胆南星30g，木香15g，甘草6g，共为末，面糊为丸如桂圆大，每次1丸，每日2～3次，薄荷汤送服。）

本方主治中风，痰阻廉泉，舌强不语。方中炮白附子、石菖蒲、远志、天麻、全蝎、羌活、胆南星祛风化痰；木香行气开窍；薄荷清利头目；甘草调和诸药。诸药合用，共奏祛风痰、行气血、通经络、开舌窍之功。

14. 地黄饮子（《宣明论》）

地黄饮子官味附，

戟斛苁肉茯志蒲；

添加麦冬利瘖痱；

姜枣薄荷记清楚。

（熟地、巴戟天、山茱萸、石斛、肉苁蓉、炮附子、五味子、肉桂、白茯苓、麦冬、石菖蒲、远志，上药各等分，共为末，每服3钱，加生姜5片，大枣1枚，薄荷5～7叶，水煎服。）

本方主治下元虚衰，虚阳上浮，痰浊随之上泛，堵塞窍道所致的瘖痱证。方中熟地、山茱萸滋补肾阴；肉苁蓉、巴戟天温壮肾阳，共为君药。以附子、肉桂之辛热，助君药温养真元，摄纳浮阳；麦冬、石斛、五味子滋阴敛液，使阴阳相配，共为臣药。佐以菖蒲、远志、茯苓交通心肾，开窍化阳。使以姜、枣、薄荷调和营卫。诸药合用，共奏滋肾阴、补肾阳、开窍化痰之功。

15. 牵正散（《杨氏家藏方》）

牵正散治口眼斜，

白附僵蚕全蝎加；

混合研细酒调服，

风中络脉效力佳。

（白附子、僵蚕、全蝎各等分，共为细末，每服3g，温开水送下。）

本方主治风痰阻络之口眼歪斜。方中白附子辛散，祛风化痰，善于治头面之风；僵蚕、全蝎均能祛风止痉，僵蚕又有化痰作用，全蝎善于通络。三药合用，共奏祛风化痰、通络止痉之功。

三十六 痉证

四肢抽搐颈项强，
病甚角弓可反张，
名痉又可名瘈疭，
邪壅经络胜湿汤；
此中应分刚、柔痉，
葛根、瓜蒌桂枝详。
热甚发痉增汤承；
阴血亏虚四物行，
大定风珠合和施；
切勿一概滥息风。

解析

"**四肢抽搐颈项强，病甚角弓可反张，名痉又可名瘈疭**"：痉证是以四肢抽搐、项背强直，甚至角弓反张为主要表现的病证。中医学里尚有"瘈疭"一证，瘈疭即抽搐，《张氏医通》说："瘈者，筋脉拘急也，疭者，筋脉弛纵也，俗谓之抽。"瘈疭既可为痉证症状表现之一，也可单独出现而为病。

"**邪壅经络胜湿汤；此中应分刚、柔痉，葛根、瓜蒌桂枝详**"：痉证可以由外感和内伤两个方面导致，外感一般是寒湿之邪侵袭人体，或热灼津液所致；内伤是阴虚血少，虚风内动而成。邪壅经络所致的痉证，治疗以羌活胜湿汤祛风散寒，和营燥湿。其中以无汗和有汗而分为刚痉和柔痉两种，分别以葛根汤、瓜蒌桂枝汤加减治疗。

"热甚发痉增汤承"：热甚发痉可以增液承气汤加减治疗。

"阴血亏虚四物行，大定风珠合和施"：阴血亏虚导致的痉证，可以四物汤合大定风珠加减治疗。

"切勿一概滥息风"：痉证的治疗，必须详辨外感与内伤、虚证与实证，切勿滥用镇潜息风之品，治标而忽视其本。

附方歌括及浅释

1. 羌活胜湿汤（《内外伤辨惑论》） 见前文"三十三、头痛"内容。

2. 葛根汤（《伤寒论》）

> 葛根中含桂枝汤，
> 再加葛麻速煎尝；
> 轻可去实因无汗，
> 有汗加葛无麻黄。

（葛根 12g，麻黄 9g，桂枝 6g，生姜 9g，炙甘草 6g，芍药 6g，大枣 3 枚，水煎服。）

本方即桂枝汤加葛根、麻黄而成。主治外感风寒表实，项背强，无汗恶风，或自下利，或血衄；痉病，气上冲胸，口噤不语，无汗，小便少，或卒倒僵仆。方中葛根解肌散邪，生津通络；辅以麻黄、桂枝疏散风寒，发汗解表；芍药、甘草生津养液，缓急止痛；生姜、大枣调和脾胃，鼓舞脾胃生发之气。诸药配伍，共奏发汗解表、升津舒经之功。

3. 瓜蒌桂枝汤（《金匮要略》）

> 金匮瓜蒌桂枝汤，
> 白芍甘草枣生姜；

项背强直成柔痉，

解肌祛邪舒筋良。

（天花粉 9g，桂枝 10g，芍药 10g，生姜 10g，大枣 4 枚，炙甘草 6g，水煎服。）

本方是由桂枝汤加天花粉构成。主治柔痉，外感风寒，头痛发热，汗出恶风，身体强，颈项强急，俯仰不能自如，脉沉迟。方中天花粉凉润生津，滋养筋脉；芍药、甘草酸甘益阴，有助于天花粉生津液，舒缓筋脉，桂枝汤调和营卫，解肌祛邪，诸药配伍共奏发表解肌、生津舒筋之功。

4. 增液承气汤（《温病条辨》）

增液承气玄地冬，

更加硝黄力量雄；

温病阴亏实热结，

养阴泄热肠道通。

（玄参 30g，麦冬 25g，生地 25g，大黄 9g，芒硝 5g，冲服，水煎服。）

本方即增液汤合调胃承气汤去甘草而成。主治阳明温病，热结阴亏，燥屎不行，下之不通者。方中增液汤滋阴增液，润燥滑肠，配合大黄、芒硝软坚润燥，泄热通下，重用养阴之品与寒下之品相伍，攻补兼施，共成增水行舟之剂。

5. 四物汤（《太平惠民和剂局方》）

四物归芍地与芎，

营血虚滞此方宗；

妇女经病凭加减，

临证之时可变通。

（当归 10g，川芎 8g，白芍 12g，熟地 12g，水煎服，每剂煎 3 次，早、午、晚空腹时服。）

本方主治营血虚滞证，症见心悸失眠，头晕目眩，面色（唇甲）无华，妇人月经不调，量少或经闭不行，脐腹作痛，舌淡，脉细弦或细涩。方中以熟地为君，滋补营血。以当归为臣，补血养肝，和血调经，既可助熟地补血，又可行脉道之滞。佐以白芍养血敛阴，柔肝和营，可缓急而止腹痛；川芎辛散温通，擅活血行气，上行头目，下行血海，中开郁结，旁通络脉。综观全方，阴柔补血（血中血药）与辛甘和血（血中气药）相配，动静相宜，重在滋补营血，且补中寓行，使补血不滞血，行血不伤血。《蒲辅周医疗经验》云："此方为一切血病通用之方。"

（注：原方四药各用等分，意在补血调血并行，主治"伤重，肠内有瘀血者"。而后世多以四物汤为补血之剂，重用熟地黄以增强滋补营血之功；少用川芎，取其活血化瘀，意在补而不滞。）

6. 大定风珠（《**温病条辨**》） 见前文"三十四、眩晕"内容。

三十七 瘿病

【证治歌括】

瘿病气郁痰阻先，

四海舒郁丸加减；

痰结血瘀肿、硬、结，

海藻玉壶速服煎；

肝火旺盛柔、软、滑，

栀子清肝、藻药散；

心肝阴虚手指颤，

速服天王补心丹。

◇ 解析 ◇

"瘿病气郁痰阻先，四海舒郁丸加减"：瘿病是由于情志内伤，饮食及水土失宜，以致气滞、痰凝、血瘀壅结颈前所引起的，以颈前喉结两旁结块肿大为主要临床特征的一类疾病。瘿病临床常见的第一个证型是气郁痰阻，治疗以四海舒郁丸加减。

"痰结血瘀肿、硬、结，海藻玉壶速服煎"：痰结血瘀证的瘿病，突出表现为肿块按之较硬，或有结节。治疗以海藻玉壶汤加减，可酌加黄药子、三棱、莪术、露蜂房、山甲片、丹参等，以增加活血软坚，消瘿散结的功效。

"肝火旺盛柔、软、滑，栀子清肝、藻药散"：肝火旺盛证的瘿病，以颈前肿块柔软、光滑为特征，治疗以栀子清肝汤合藻药散加减。

"心肝阴虚手指颤，速服天王补心丹"：心肝阴虚型的瘿病，以手指颤动为特征，可以天王补心丹加减。如肝阴亏虚，而见胁痛隐隐者，可用一贯煎加减。

在治疗瘿瘤的药物中，黄药子值得一提，《本草纲目》明确指出黄药子有"凉血降火，消瘿解毒"的功效，并记载了在用黄药子酒治疗瘿病时，"常把镜自照，觉消便停饮"，"以线逐日度之，乃知其效也"。这些描述除说明了黄药子的效果可靠之外，也提示了黄药子的毒性。现代研究认为，黄药子有小毒，久服对肝脏不利，但治疗瘿病又非一时可取效的，所以在较长时间服用黄药子时，剂量以不超过 12g 为宜。

◖附方歌括及浅释◗

1. 四海舒郁丸（《疡病大全》）

> 四海舒郁郁平复，
>
> 蛤粉藻带和昆布；
>
> 木香陈皮乌贼骨，
>
> 喉间气结随喜怒。

（乌贼骨 15g，海蛤粉 12g，昆布 12g，海藻 12g，海带 12g，陈皮 10g，青木香 8g，水煎服。）

本方主治肝气郁滞、痰气凝结所致气瘿病证。方中昆布、海藻、海带、乌贼骨、海蛤粉化痰软坚散结，陈皮、木香行气和中。全方共奏行气化痰、散结破瘿之功。

2. 海藻玉壶汤（《医宗金鉴》）

> 海藻玉壶带昆布，
>
> 陈青二皮翘贝母；
>
> 独活草节夏归芎，
>
> 消瘿散结效可睹。

（海藻 3g，昆布 3g，浙贝母 3g，陈皮 3g，青皮 3g，川芎 3g，当归 3g，半夏 3g，连翘 3g，独活 3g，甘草节 3g，海带 2g，水煎服。）

本方主治肝脾不调、气滞痰凝所致瘿瘤初起，颈部漫肿或结块、皮色不变、不痛、未溃者。方中以海藻、昆布、海带为君，化痰软坚消瘿。以青皮、陈皮疏肝理气，川芎、当归活血养血，半夏、浙贝母化痰散结，共为臣药。佐以独活宣通经络，连翘清热解毒，消肿散结。甘草调和诸药。综观全方，散瘿消瘤而不伤正。

3. 栀子清肝汤（《类证治裁》）

栀子清肝丹栀逍，

牛子川芎入逍遥；

小儿耳疮痒且疼，

清肝泻火症可疗。

（栀子 3g，柴胡 3g，牡丹皮 3g，川芎 2.1g，芍药 2.1g，茯苓 2.1g，当归 2g，炒白术 1.5g，甘草 1.5g，炒牛蒡子 2.1g，水煎服。以上剂量为 6 岁以下小儿量，成人量可酌增。）

本方即丹栀逍遥散加川芎、牛蒡子而成。主治小儿三焦及足少阳经风热，耳内生疮作痒，或出水疼痛，或发热。方中栀子、牡丹皮清肝泻火，凉血止血；柴胡疏肝解郁，芍药、甘草敛阴柔肝；当归、川芎养血和营；茯苓实脾助运；牛蒡子疏散肝经风热。诸药合用，共奏清肝泻火、凉血止血之效。

4. 藻药散（《证治准绳》）

海藻 30g，黄药子 60g，上药研为细末。每用 2g，置于掌中，以舌时时舔，以津咽下或水调慢咽。待肿消去三分之二即停药。本方主治气瘿，海藻、黄药子均治瘿要药，但黄药子有小毒，可致肝损伤，不宜久服。

5. **天王补心丹**（《摄生秘剖》）　见前文"十二、心悸"内容。

6. **一贯煎**（《柳洲医话》）　见前文"十九、胃痛"内容。

三十八 疟疾

疟疾正疟柴截饮，

截疟七宝亦可品；

温疟白虎加桂枝，

伤津白虎加人参；

寒疟柴桂干姜汤，

七宝合和妙如神；

瘴疟热瘴清瘴汤，

紫雪、至宝治神昏；

冷瘴神昏苏合丸，

口服加味不换金。

更有劳疟劳即作，

益气养血何人饮；

久疟不愈成疟母，

鳖甲煎丸妙无伦，

气血亏虚八、十用，

疟疾记此不伤神。

◆ 解析 ◆

"**疟疾正疟柴截饮，截疟七宝亦可品**"：疟疾是由于感受疟邪而引起的以寒战、壮热、头痛、汗出、休作有时为临床特征的一种传染性疾病，多发于夏秋季。传染病在古代医籍中记载以疟疾为最详。本病以正疟（寒热几乎持平）最为多见，而热偏盛者即成温疟，寒偏盛者即成寒疟，由瘴毒所致者，则成瘴疟。疟邪久留，耗伤气血，遇劳则发，则形成劳疟，疟久不愈，血瘀痰凝，结于胁下，则形成疟母。其中正疟的治疗以柴胡截疟饮加减，亦可用截疟七宝饮治疗。

"**温疟白虎加桂枝，伤津白虎加人参**"：温疟治疗以白虎加桂枝汤加味，如热势较盛而津气两伤，可改用清热生津益气之白虎加人参汤加味治疗。

"**寒疟柴桂干姜汤，七宝合和妙如神**"：寒疟治疗以柴胡桂枝干姜汤合截疟七宝饮加减。

"**瘴疟热瘴清瘴汤，紫雪、至宝治神昏**"：瘴疟分热瘴与冷瘴，其中热瘴的治疗以清瘴汤加减，神昏谵语者，急用紫雪丹或至宝丹清心开窍。

"**冷瘴神昏苏合丸，口服加味不换金**"：冷瘴的治疗以加味不换金正气散，如瘴毒湿浊，蒙蔽心窍而见神昏不语者，可加服苏合香丸芳香开窍。

"**更有劳疟劳即作，益气养血何人饮**"：劳疟以遇劳则复发疟疾为特点，治疗以何人饮加减以益气养血、扶正祛邪。

"**久疟不愈成疟母，鳖甲煎丸妙无伦，气血亏虚八、十用**"：久疟不愈，气机阻滞，形成左胁下结块，此即《金匮要略》称为疟母者，治宜鳖甲煎丸软坚散结；有气血亏虚之候者，当配合八珍汤或十全大补汤等补益气血之品。

"**疟疾记此不伤神**"：疟疾一病，近年少见，中医治疗作用亦有限，记此歌括了解即可，若用于考研，记此足以应付，不必过于劳神研究。

附方歌括及浅释

1. 柴胡截疟饮（《医宗金鉴》）

柴胡截疟金鉴方，

乌梅槟常桃仁襄。

小柴胡汤全入药，

和解表里截疟强。

（柴胡 12g，黄芩 9g，人参 9g，甘草 6g，半夏 9g，常山 9g，槟榔 9g，乌梅 12g，桃仁 9g，生姜 9g，大枣 9g，水煎，在疟疾发作前 2 小时左右温服，服药后若出现恶心、呕吐，可服用乌梅肉拌糖以止呕。）

本方主治正疟，症见先有呵欠乏力，继则寒栗，寒罢则内外皆热，头痛面赤，口渴引饮，终则遍身汗出，热退身凉，舌红，苔薄白或黄腻，脉弦。间隔一日，上述症状复作。方中以柴胡为君，因其入肝胆，透泄与清解少阳。黄芩清泄少阳半表半里之热，槟榔驱虫行气消积，共为臣药。佐以半夏、生姜和胃降逆止呕；人参、山药、大枣益气健脾扶正以祛邪；乌梅、桃仁活血化瘀消积。使以甘草调和诸药。诸药合用，共奏祛邪截疟、和解表里之功。

2. 截疟七宝饮（《杨氏家藏方》）

截疟七宝草果仁，

常山槟朴草青陈；

疟发频频邪气盛，

截痰燥湿此方珍。

（常山 9g，厚朴 10g，陈皮 10g，青皮 10g，槟榔 10g，草果仁 10g，甘草 10g，水煎服。）

　　本方主治正疟，症见"柴胡截疟饮"所述。方中常山、草果、槟榔均有截疟功效，为君药；青陈皮、厚朴燥湿健脾，理气化痰，为臣药；甘草和中，合奏截疟燥湿除痰之效，为佐药。全方有截疟、理气、祛湿之功。

3. 白虎加桂枝汤（《金匮要略》）

温疟发病脉如平，

无寒但热骨节疼；

白虎汤中加桂枝，

清热生津愈之功。

　　（知母 18g，甘草 6g，生石膏 30g，粳米 20g，桂枝 9g，水煎服。）

　　本方主治温疟，症见身无寒但热，骨节疼痛，时时作呕，舌红，脉弦数。方中以生石膏为君，取其辛甘大寒，以制阳明气分之热。以知母为臣，其性苦寒质润，既可润燥以滋阴，又可助石膏清肺胃之热。以甘草、粳米为佐使，既能益胃生津，又可防止大寒伤中之偏，四药合而为白虎汤，具清热生津之功，可清在里之邪热，加桂枝解在外之寒邪。诸药合用，里热表寒解，则温疟可愈。

4. 白虎加人参汤（《伤寒论》）

白虎汤清气分热，

石膏知母草米协；

热渴汗出兼气虚，

白虎加参最相宜。

　　（知母 9g，生石膏 30g，炙甘草 3g，粳米 9g，人参 10g，水煎服。）

　　本方主治白虎汤证，但汗多而脉大无力，兼有津气皆伤之证；

以及暑病见有津气两伤，症见汗出背微恶寒，身热而渴等证。方中以生石膏为君，辛寒质重，善清透气热。以知母苦寒滑润，善泻火滋阴，为臣药。二药合用，既清且透，滋液润燥，为治阳明无形热邪之要药。佐以人参益气生津；使以甘草、粳米益气和中，使泻火而不伤脾胃。诸药合用，共奏清热益气生津之功。

5. 柴胡桂枝干姜汤（《伤寒论》）

柴胡桂枝干姜汤，

花粉芩草牡蛎襄；

小便不利胸胁满，

寒热心烦服之康。

（柴胡 15g，桂枝 12g，干姜 6g，天花粉 12g，黄芩 9g，牡蛎 20g，炙甘草 3g，水煎服。）

本方主治伤寒胸胁满微结，症见小便不利，渴而不呕，但头汗出，往来寒热，心烦；亦治疟疾寒多微有热，或但寒不热。本方系小柴胡汤化裁而成，方中柴胡、黄芩和解少阳，天花粉生津止渴，牡蛎化痰开结，桂枝、干姜温散里寒，甘草调和诸药。诸药共奏和解散结、温里祛寒之功。

6. 清瘴汤（验方）

温胆泻心知母蒿，

常山柴胡益元保；

清热保津解毒瘴，

验方清瘴效可靠。

（青蒿 9g，柴胡 9g，茯苓 9g，知母 9g，陈皮 9g，半夏 9g，黄芩 9g，黄连 3g，枳实 9g，常山 9g，竹茹 9g，益元散 9g，水煎服。）

本方为温胆汤、半夏泻心汤、益元散加减组成，主治瘅疟，症见热甚寒微，或壮热不寒，头痛，肢体烦疼，面红目赤，胸闷呕吐，烦渴饮冷，大便秘结，小便热赤，甚至神昏谵语，舌质红绛，苔黄腻或垢黑，脉洪数或弦数。方中黄芩、知母、黄连清热解毒；常山、青蒿截疟除瘅；柴胡、黄芩和解表里，导邪外出；竹茹、半夏、枳实、陈皮、茯苓清胆和胃，行气祛痰；益元散清热利湿安神。诸药合用，共奏解毒除瘅、清热化痰之功。

7. 紫雪丹（《太平惠民和剂局方》）

紫雪犀羚朱朴硝，

硝石金寒滑磁膏；

丁沉木麝升玄草，

热陷痉厥服之消。

[黄金 3 000g，石膏 1 500g，寒水石 1 500g，磁石 1 500g，滑石 1 500g，水牛角（代原方犀角）150g，羚羊角屑 150g，青木香 150g，沉香 150g，玄参 500g，升麻 250g，炙甘草 240g，丁香 30g，朴硝 5 000g，硝石 1 000g，麝香 1.5g，朱砂 90g。上药，先煮黄金、寒水石、石膏、磁石、滑石等五种金石药约 1 小时，再纳入水牛角、羚羊角屑、青木香、沉香、玄参、升麻、炙甘草、丁香等八味药，水煎后去药渣取汁，将硝石、朴硝粉碎后纳入药汁中，再用小火煮成半膏状，入朱砂末、麝香细粉，搅拌均匀，候冷，做丸备用。口服，每次 1.5～3g，每日 2 次。]

本方主治温热病，热邪内陷心包，症见高温烦躁，神昏谵语，痉厥，口渴唇焦，尿赤便闭，以及小儿热盛惊厥。方中石膏、寒水石、滑石甘寒清热；玄参、升麻、甘草清热解毒，玄参并能养阴生津，甘草兼能安胃和中；犀角（水牛角）清心解毒；麝香、青木香、丁香、沉香行气开窍。辅以羚羊角清肝息风以解痉厥；朱砂、磁石重镇安神，加强除烦之效；朴硝、玄参、硝石泄热散结，釜底抽薪；黄金镇心安神解毒。综观全方，以金石重镇、甘咸寒凉与芳香开窍之品配伍，心肝并治，清热开窍，兼能护阴止痉，尤善息风止痉，既开上窍，又通下窍。

8. 至宝丹（《太平惠民和剂局方》）见前文"三十五、中风"内容。

9. 苏合香丸（《太平惠民和剂局方》）见前文"十三、胸痹"内容。

10. 加味不换金正气散（验方）

> 加味不换金正气，
> 苍术厚朴草陈皮；
> 藿佩荷叶菖半夏，
> 草果槟榔瘴邪祛。

（厚朴 6g，苍术 9g，陈皮 9g，甘草 6g，藿香 9g，佩兰 9g，草果 6g，半夏 9g，槟榔 9g，菖蒲 9g，荷叶 6g，水煎服。）

本方主治冷瘴，症见热甚寒微，或但寒不热，汗多肢冷，眉蹙嘴歪，双目凹陷，皮肤唇甲苍白或发青，或有呕吐腹泻，甚则神志昏蒙，嗜睡不语；舌苔厚腻色白，脉弦。方中以苍术、厚朴、陈皮、甘草燥湿运脾；藿香、半夏、佩兰、荷叶芳香化浊，降逆止呕；槟榔、草果理气除湿；菖蒲豁痰宣窍。诸药合用，共奏芳化湿浊、健脾理气之功。

11. 何人饮（《景岳全书》）

> 何人当归陈姜煎，
> 气血两虚久疟缠；

补气益血截虚疟，

乌梅黄芪斟酌添。

（何首乌 15g，人参 15g，当归 9g，陈皮 6g，生姜 6g，水煎服。）

本方主治疟疾久发不止，气血两虚。症见寒热时作，面色萎黄，倦怠无力，食少自汗，形体消瘦，舌质淡，脉缓大而虚。方中以何首乌截疟，人参补气，共为君药。以当归为臣，助何首乌养血。佐以陈皮、生姜理气和中，使本方补而不腻。诸药合用，共奏益气养血、扶正祛邪之功。

12. 鳖甲煎丸（《金匮要略》） 见前文"二十九、胁痛"内容。

13. 八珍汤（《正体类要》） 见前文"二十八、虫证"内容。

14. 十全大补汤（《太平惠民和剂局方》）

十全大补最有灵，

四物地芍当归芎；

参术苓草名四君，

温补气血芪桂行。

（人参 6g，肉桂 3g，川芎 6g，熟地 12g，茯苓 9g，白术 9g，炙甘草 3g，黄芪 12g，当归 9g，白芍 9g，共为细末，每服 9g，加生姜 3 片，大枣 2 枚，水煎服。）

本方主治气血不足，虚劳咳嗽，食少遗精，脚膝无力，疮疡不敛，妇女崩漏等。本方是由八珍汤加黄芪、肉桂而成，方中八珍汤益气补血，辅以黄芪助阳益气，佐以肉桂温里助阳，通行气血，加强补益之力。诸药配伍，共成治男女诸虚不足之名方。

三十九 水肿

【证治歌括】

风、水、湿毒与湿热，

表、实、热证阳水作；

风水泛滥越婢术，

湿毒浸淫两方合：

麻翘赤豆、五味饮，

五皮、胃苓湿浸渍；

湿热壅盛疏凿饮，

阴水治从脾、肾着：

脾阳虚衰实脾饮，

肾气衰微真武汤，

再合济生肾气丸，

活血一法常参详。

解析

"风、水、湿毒与湿热，表、实、热证阳水作"：水肿是指体内水液潴留，泛滥肌肤，引起眼睑、头面、四肢、腹背甚至全身浮肿，严重者还可伴有胸腔积液、腹水等。在水肿的辨证上，应以阴阳为纲，凡是感受风邪、水气、湿毒、湿热诸邪，见表、实、热证者，多按阳水论治。以下先逐一论述阳水的治疗。

"风水泛滥越婢术"：阳水中，风水泛滥证型以越婢加术汤治疗。

"湿毒浸淫两方合：麻翘赤豆、五味饮"：阳水中，湿毒浸淫证型以两方相合治疗，即麻黄连翘赤小豆汤合五味消毒饮。

"五皮、胃苓湿浸渍"：阳水中，水湿浸渍证型以五皮饮合胃苓汤治疗。

"湿热壅盛疏凿饮"：阳水中，湿热壅盛证型以疏凿饮子治疗。

"阴水治从脾、肾着"：阴水的论治，主要从脾、肾两脏着手，多采用健脾、温肾的方法。

"脾阳虚衰实脾饮"：阴水中，脾阳虚衰证型以实脾饮治疗。

"肾气衰微真武汤，再合济生肾气丸"：阴水中，肾气衰微证型以济生肾气丸合真武汤治疗。

"活血一法常参详"：对于水肿病的治疗，常合活血化瘀法，取血行水亦行之意。如《医门法律》中指出用当归、大黄、桂心、赤芍等药，近代临床常用益母草、泽兰、桃仁、红花等，实践证明可加强利尿消肿的效果。

◁ 附方歌括及浅释 ▷

1. 越婢加术汤（《金匮要略》）

> 越婢加术金匮方，
>
> 麻黄石膏枣生姜；
>
> 甘草白术共相配，
>
> 风水重肿自然康。

（麻黄 12g，白术 12g，大枣 12g，生石膏 25g，生姜 10g，甘草 6g，水煎服。）

本方主治水肿，一身面目悉肿，发热恶风，小便不利，苔白，脉沉者。本方由越婢汤加白术而成，《金匮要略》有云："诸有水者，腰以下肿，当利小便；腰以上肿，当发汗乃愈。"本方以越婢汤发散其表，白术治其里，使风邪从皮毛而散，水湿从小便而利。

两者配合，表里双解，表和里通，则诸证得除。

2. 麻黄连翘赤小豆汤 (《伤寒论》)

> 麻黄连翘赤小豆，
>
> 姜枣甘杏桑白求；
>
> 恶寒发热身目黄，
>
> 表里双解湿热收。

（麻黄6g，连翘6g，杏仁9g，赤小豆30g，大枣12枚，生梓白皮15g，生姜6g，炙甘草6g，以水500ml先煮麻黄，再沸，去上沫，再下诸药。）

本方主治发热、恶寒、无汗，头身疼痛，心烦，或疹或痒，或身目俱黄，小便黄、短少不利，苔白或薄黄，脉浮。方中麻黄、杏仁、生姜辛散表邪，宣发郁热；连翘、生梓白皮、赤小豆清泄湿热；大枣、甘草调和脾胃。诸药合用，使表里宣通，湿热得以清泄，表解里和而黄疸可愈。

3. 五味消毒饮 (《医宗金鉴》)

> 五味消毒疗诸疔，
>
> 银花野菊蒲公英；
>
> 紫花地丁天葵子，
>
> 煎加酒服效非轻。

（金银花20g，野菊花15g，蒲公英15g，紫花地丁15g，紫背天葵子15g，水煎，加酒1～2匙服。）

本方主治火毒结聚的痈疮疔肿。初起局部红肿热痛或发热恶寒；各种疔毒、疮形如粟，坚硬根深，状如铁钉，舌红苔黄，脉数。方中以金银花清气血热毒为主；紫花地丁、紫背天葵、蒲公英、野菊花均有清热解毒之功，配合使用，清解之力尤强，并能凉血散结以消肿痛。加酒少量，是行血脉以助药效。

4. 五皮散（饮）（《华氏中藏经》）

五皮散用五般皮，

陈苓姜桑大腹齐；

或用五加去桑白，

脾虚腹胀颇相宜。

（生姜皮 9g，桑白皮 9g，陈皮 9g，大腹皮 9g，茯苓皮 9g，水煎服。）

本方主治水停气滞之皮水证。症见一身悉肿，肢体沉重，心腹胀满，上气喘急，小便不利，或妊娠水肿，苔白腻，脉沉缓。方中以茯苓皮利水渗湿，兼以补脾助运化；生姜皮辛散水饮；桑白皮肃降肺气，以通调水道；大腹皮行水气，消胀满；陈皮和胃气，化湿浊。综观全方，利水与行气同用，有气行湿化之功；健脾与肃肺并行，开水湿下行之路；辛散与淡渗合法，令水气内外分消；五药用皮，以皮行皮，除肌表腠理皮间水气。

《麻科活人全书》所载五皮饮为本方去桑白皮加五加皮而成，主治基本相同，但五加皮性偏温，能通经络而去风湿。

5. 胃苓汤（《丹溪心法》）　见前文"二十三、泄泻"内容。

6. 疏凿饮子（《济生方》）

疏凿饮子泻水方，

木通泽泻与槟榔；

羌艽苓腹椒商陆，

赤豆姜皮退肿良。

（泽泻 12g，赤小豆 15g，商陆 6g，羌活 9g，大腹皮 15g，椒目 9g，木通 12g，秦艽 9g，槟榔 9g，茯苓皮 30g，生姜 5 片，水煎服。）

本方主治水湿壅盛，症见遍身水肿，喘呼口渴，二便不利。方中以商陆泻下逐水，以通利二便；槟榔、大腹皮行气导水；茯苓皮、泽泻、木通、椒目、赤小豆利水去湿，使在里之水从二便而去；羌活、秦艽、生姜善走皮肤，疏风发表，使在表之水从肌肤而泄。诸药合用，疏表攻里，内消外散，有如疏江凿河，使壅盛于表里之水湿迅速分消，故名疏凿。

（注：本方出处有教材谓出自《世医得效方》，有谓出自《济生方》，两方相同。）

7. **实脾饮**（《济生方》） 见前文"三十二、鼓胀"内容。

8. **真武汤**（《伤寒论》） 见前文"六、喘证"内容。

9. **《济生》肾气丸**（《济生方》） 见前文"三十二、鼓胀"内容。

热淋八正石石韦，

气、血、膏淋辨虚实，

气实沉香散疏导，

虚证以补中益气；

血虚知柏地黄丸，

实用小蓟合导赤；

膏实程氏分清饮，

虚以膏淋汤最宜。

更有劳淋劳即作，

无比山药丸可医。

解析

"热淋八正石石韦，气、血、膏淋辨虚实"：淋证是指小便频数短涩、滴沥刺痛，欲出未尽、小腹拘急，或痛引腰腹的病证。热淋证的治疗以八正散，石淋的治疗石韦散。而气淋、血淋、膏淋三病，临床需分虚、实论治。

"气实沉香散疏导，虚证以补中益气"：气淋，实证以沉香散加味以利气疏导；虚证以补中益气汤以补中益气。

"血虚知柏地黄丸，实用小蓟合导赤"：血淋，虚证以知柏地黄丸以滋阴清热；实证以小蓟饮子合导赤散治疗。

"膏实程氏分清饮，虚以膏淋汤最宜"：膏淋，实证以程氏萆薢分清饮；虚证用膏淋汤。

"更有劳淋劳即作，无比山药丸可医"：还有一种劳淋，以遇劳即发为特点，治疗以无比山药丸加减。

◁ 附方歌括及浅释 ▷

1. 八正散（《太平惠民和剂局方》）

八正木通与车前，

萹蓄大黄栀滑研；

草梢瞿麦灯心草，

湿热诸淋宜服煎。

（车前子、瞿麦、萹蓄、滑石、栀子、炙甘草、木通、大黄各等分，为散，每服 6～9g，入灯心草水煎服。）

本方主治湿热下注证。表现为热淋，血淋，小便浑赤，溺时涩痛，甚或癃闭不通，小腹急满，口燥咽干，舌苔黄腻，脉滑数。方中以滑石清利三焦湿热，利水通淋利窍；木通上清心火，下利小肠湿热，共为君药（有些版本教材以瞿麦、萹蓄为君）。以瞿麦、萹蓄、车前子为臣，清热利水通淋，君臣合用则利尿通淋力增，车前子又能清肺利膀胱。佐以栀子清热泻火，清利三焦湿热；大黄荡涤邪热，降火利湿，通利肠腑，治小便淋沥。使以灯心草清心除烦，利水通淋；甘草和中调药，制苦寒太过，又能缓急止痛。本方主以苦寒通利下焦，但三焦兼治；清利与清泻合法，有疏凿分消之巧。

2. 石韦散（《证治汇补》）

石韦散用治石淋，

石韦瞿麦车前仁；

水飞滑石冬葵子，

尿路结石服之宁。

（石韦 60g，瞿麦 30g，滑石 150g，车前子 90g，冬葵子 60g，

共为末，每服 9g，每日 3 次。）

本方主治肾气不足，膀胱有热，水道不通，淋沥不畅，出少起多，脐腹急痛，蓄作有时，劳倦即发；或尿如豆汁，或如砂石，或冷淋如膏，或热淋便血，舌淡苔薄白，脉数。方中石韦通淋、涤小肠之结热；冬葵子滑窍，利膀胱之壅塞；瞿麦清心通淋闭；滑石通窍化沙石；车前子清热利水以快小便；为散，白汤调下，使热结顿化，则沙石自消而小便如其常度。

3. 沉香散（《金匮翼》）

> 沉香散中韦滑石，
>
> 归陈白芍冬葵子；
>
> 王不留行加甘草，
>
> 温补通淋功可知。

（沉香 4g，石韦 15g，滑石 15g，当归 10g，王不留行 10g，白芍 10g，陈皮 10g，冬葵子 10g，甘草 5g，水煎服。）

本方主治郁怒之后，小便涩滞，淋漓不畅，少腹胀满疼痛，苔薄白，脉弦。方中石韦、滑石、冬葵子利水通淋；沉香、陈皮行气理气；当归、白芍、王不留行滋阴活血；甘草调和诸药。综观全方，以利水通淋为主，行气理气、滋阴活血为辅，共奏理气疏导、通淋利尿之功。

4. 补中益气汤（《脾胃论》）　见前文"十一、血证"内容。

5. 知柏地黄丸（《医宗金鉴》）　见前文"十一、血证"内容。

6. 小蓟饮子（《济生方》）　见前文"十一、血证"内容。

7. 导赤散（《小儿药证直诀》）

> 导赤生地与木通，
>
> 草梢竹叶四味同；

口糜淋痛小肠火，

引热渗入小便中。

（生地、木通、生甘草梢各等分，共为末，每服 10g，入竹叶水煎服。）

本方主治心经火热证，症见心胸烦热，口渴面赤，意欲饮冷，口舌生疮；或心热移于小肠，小便赤涩淋痛，舌红脉数。方中用生地凉血滋阴以制心火；木通上清心经之热，下则清利小肠，利水通淋；生甘草清热解毒，调和诸药，用梢，古有"直达"茎中止淋痛之说；竹叶清心除烦。综观全方，清心与养阴两顾，利水并导热下行，共收清心养阴、利水通淋之效。

8. 程氏萆薢分清饮（《医学心悟》）

程氏萆薢分清饮，

黄柏茯苓术菖蒲；

莲子丹参及车前，

湿热淋浊宜早图。

（萆薢 10g，黄柏 3g，石菖蒲 3g，茯苓 5g，白术 5g，莲子心 4g，丹参 7g，车前子 7g，水煎服。）

本方主治湿热渗入膀胱，症见白浊，膏淋，尿有余沥，小便浑浊，舌苔黄腻。方中主药萆薢利湿化浊；车前子、白茯苓淡渗利湿，通导停滞的湿浊，疏通堵塞的窍隧；菖蒲芳香化浊，白术健脾燥湿，黄柏苦寒坚阴，清泻相火；莲子心清心火，与萆薢相伍，使君相之火不旺；丹参行血祛瘀。诸药合用，共奏清热利湿、分清导浊之功。

9. 膏淋汤（《医学衷中参西录》）

膏淋汤治混浊尿，

山药党参龙牡妙；

芡实地黄白芍加，

补虚收涩利阴窍。

（生山药 30g，芡实 18g，生龙骨 18g，生牡蛎 18g，生地 18g，党参 9g，白芍 9g，水煎服。）

本方主治膏淋小便如脂，形体消瘦，舌淡，脉细数无力。方中用芡实、山药以补其虚，有收摄之功；生龙骨、生牡蛎以固其脱，有化滞之用；生地黄、白芍以清热利便；党参以总提其气化，则诸病均去也。

10. **无比山药丸**（《太平惠民和剂局方》）　见前文"十一、血证"内容。

四十一 癃闭

【证治歌括】

癃闭膀胱首当责，

肺、脾、肝、肾再参问。

膀胱湿热八正散；

肺热壅盛清肺饮；

脾为中气不足证，

补中益气、春泽神；

肝气郁滞沉香散；

肾阳衰惫济生肾；

更有尿路阻塞证，

代抵当丸可回春。

◇ 解析 ◇

"**癃闭膀胱首当责，肺、脾、肝、肾再参问**"：癃闭是指小便量少、点滴而出，甚则小便闭塞不通为主症的一种疾患。其中又以小便不利、点滴而短少、病势较缓者称为"癃"；以小便闭塞、点滴不通、病势较急者称为"闭"。本病的病位，虽在膀胱，但与三焦、肺、脾、肝、肾的关系最为密切。

"**膀胱湿热八正散**"：膀胱湿热证，治疗以八正散加减。

"**肺热壅盛清肺饮**"：肺热壅盛证，治疗以清肺饮加减。

"**脾为中气不足证，补中益气、春泽神**"：与脾相关的是中气不足证，治疗以补中益气汤合春泽汤加减。

"**肝气郁滞沉香散**"：肝气郁滞证，治疗以沉香散加减。

"**肾阳衰惫济生肾**"：肾阳衰惫证，治疗以《济生》肾气丸。

"更有尿路阻塞证，代抵当丸可回春"：尿路阻塞证，治疗以代抵当丸。

◁ 附方歌括及浅释 ▷

1. 八正散(《太平惠民和剂局方》)　见前文"四十、淋证"内容。

2. 清肺饮(《证治汇补》)

> 《证治汇补》清肺饮，
>
> 　黄芩栀子桑白群；
>
> 　木通苓麦车前子，
>
> 　功在上清下利因。

（茯苓、黄芩、桑白皮、麦冬、车前子、栀子、木通各10g，水煎服。）

本方主治小便不畅或点滴不通，咽干，烦渴欲饮，呼吸急促，或有咳嗽，舌红，苔薄黄，脉数。方中黄芩、桑皮清热泻肺；车前、栀子、木通、茯苓利水通淋，麦冬养阴润肺。诸药合用，以清热泻肺为主，利水通淋为辅，兼顾养阴润肺。

3. 补中益气汤(《脾胃论》)　见前文"十一、血证"内容。

4. 春泽汤(《医方集解》)

> 《医方集解》出春泽，
>
> 　茯苓泽泻白术偕；
>
> 　猪苓桂枝人参配，
>
> 　化气行水病可却。

（桂枝10g，白术10g，茯苓15g，猪苓12g，泽泻20g，人参10g，水煎服。）

本方是由五苓散加人参组成，主治气虚伤湿，小便不利或肺肾两虚，咳而遗尿。五苓散化气行水，使气化正常，水不犯肺，则咳嗽可止，治下正所以治上。人参大补元气，使肺气可以制约水液，则遗尿可愈，治上正所以治下。本方展示了上病治下、下病治上的治疗方法。表面看是通因通用之法，其实是化气行水之功。

5. 沉香散（《金匮翼》） 见前文"四十、淋证"内容。

6. 《济生》肾气丸（《济生方》） 见前文"三十二、鼓胀"内容。

7. 代抵当丸（《证治准绳》）

> 代抵当丸重大黄，
>
> 硝桃归尾生地裹；
>
> 穿山甲与肉桂丸，
>
> 虚人蓄血用此方。

（酒大黄 120g，芒硝 30g，当归尾 30g，生地 30g，穿山甲 30g，桃仁 60 枚，桂枝 9～15g，上为极细末，炼蜜为丸，如梧桐子大。蓄血在上焦，丸如芥子大，临卧去枕仰卧以津咽之，令停留喉下搜逐膈上；中焦食远，下焦空心，俱梧桐子大，以百劳水煎汤下之。）

本方主治虚人蓄血，症见小便点滴而下，或尿如细线，甚则阻塞不通，小腹胀满痛，舌紫暗或有瘀点，脉细涩。方中当归尾、穿山甲、大黄、桃仁、芒硝通瘀散结；生地凉血滋肾阴；肉桂助膀胱气化以通尿闭。诸药合用，则瘀血行，尿路通。

【证治歌括】

腰痛寒湿与湿热，

甘姜苓术、四妙丸；

瘀血身痛逐瘀汤，

肾虚治从阴阳辨：

阳虚右归阴虚左，

日久不愈青娥丸。

解析

"**腰痛寒湿与湿热，甘姜苓术、四妙丸**"：腰痛是指以腰部疼痛为主要症状的一类病证，可表现在腰部的一侧或两侧疼痛。腰痛的原因可概分为内伤、外感二大类：内伤则不外乎肾虚，后面的歌括中详论之。外感总离不开湿邪为患，可细分为寒湿和湿热；此外，劳力扭伤，则和瘀血有关。腰痛原因虽如此细分，但内、外二因常相互影响，外因致痛常先有肾虚之内由，此又需知之。寒湿腰痛治以甘姜苓术汤加味，本方又名肾着汤。湿热腰痛，治疗可以四妙丸加减。

"**瘀血身痛逐瘀汤**"：瘀血腰痛，治疗可以身痛逐瘀汤加减。

"**肾虚治从阴阳辨：阳虚右归阴虚左，日久不愈青娥丸**"：肾虚的腰痛需细辨为肾阳虚还是肾阴虚，偏阳虚者宜右归丸，偏阴虚者宜左归丸。日久不愈的腰痛，无明显的阴阳偏虚（或谓阴阳俱虚）者，可服青娥丸。

·附方歌括及浅释·

1. 甘姜苓术汤（《金匮要略》）

> 干姜苓术入甘草，
>
> 寒湿为患痛在腰；
>
> 温阳散寒祛脾湿，
>
> 苔润脉细皆可疗。

（甘草6g，干姜12g，茯苓12g，白术6g，水煎服。）

本方主治身劳汗出，衣里冷湿，致患肾着，症见身重，腰及腰以下冷痛，如坐水中，腹重，口不渴，小便自利，饮食如故。肾受冷湿，着而不去，而为肾着。然此病不在肾之本脏，而在肾之外腑，故其治法不在温肾以散寒，而在燠土以胜水。方中以干姜辛热为君，温里散寒；白术、茯苓为臣，健脾利水；以甘草为佐使，补气和中，调和诸药。

2. 四妙丸（《成方便读》）见前文"十、自汗、盗汗"内容。

3. 身痛逐瘀汤（《医林改错》）

> 身痛逐瘀桃归芎，
>
> 脂芄羌附与地龙；
>
> 牛膝红花没药草，
>
> 通络止痛力量雄。

（秦芄9g，川芎6g，桃仁9g，红花9g，甘草6g，羌活3g，没药6g，当归9g，五灵脂6g，香附3g，牛膝9g，地龙6g，水煎服。）

本方主治气血痹阻所致的肩痛、臂痛、腰痛、腿痛，或周身疼痛，经久不愈。方中以红花、桃仁、川芎、当归为君，活血祛瘀。以羌活、秦芄祛风胜湿；五灵脂、没药、香附行气血，止疼痛，共为臣药。佐以牛膝、地龙疏通经络，利关节。使以甘草调和诸药。诸药合用，共奏活血行气、祛瘀通络、通痹止痛之功。

4. **右归丸**（《景岳全书》） 见前文"二十、噎膈"内容。

5. **左归丸**（《景岳全书》） 见前文"三十四、眩晕"内容。

6. **青娥丸**（《太平惠民和剂局方》）

青娥丸将肾虚疗，

杜仲故纸好胡桃；

多用大蒜捣为膏，

腰痛膝软不能劳。

（杜仲 480g，补骨脂 240g，核桃仁 150g，大蒜 120g，共为末，水泛为丸，每服 3～6g，每日 2～3 次。）

本方主治肾虚腰痛，腰酸如折，俯仰不利，转侧艰难，舌胖嫩苔薄白，脉沉细。方中补骨脂、杜仲、胡桃肉补肾温阳，大蒜辛温味浓，补肾止痛。四药配伍，达补肾益腰之功。

四十三 消渴

【证治歌括】

消渴上消肺热伤，

清肺生津消渴方；

中消胃热炽盛故，

玉女、连栀速煎尝；

下焦首见肾阴亏，

六味地黄丸速配，

阴阳两虚肾气丸，

若有瘀血酌情对。

◈ 解析 ◈

"消渴上消肺热伤，清肺生津消渴方"：消渴是以多饮、多食、多尿、身体消瘦，或尿浊、尿有甜味为特征的病证。本病名首见于《黄帝内经》，《金匮要略》立消渴专篇，提出三消症状及治疗方药。后世医家根据本病"三多"症状的孰轻孰重，把本证分为上、中、下三消。上消以多饮为特征，为肺热津伤所致，治疗以消渴方加味。

"中消胃热炽盛故，玉女、连栀速煎尝"：中消以多食为特征，为胃热炽盛所致，治疗以玉女煎加黄连、栀子。

"下焦首见肾阴亏，六味地黄丸速配，阴阳两虚肾气丸"：下消以多尿为特征，可见两证型，肾阴亏虚者以六味地黄丸治疗，阴阳两虚者，以《金匮要略》肾气丸治疗。

"若有瘀血酌情对"：除以上所论，消渴一证常与血瘀相关，《血证论·发渴》载："瘀血发渴者，以津液之生，其根出于肾水……有瘀血，则气为血阻，不得上升，水津因不能随气上布。"

如临床出现血瘀之证，可参用丹参、山楂、红花、桃仁等活血化瘀之品，酌情调理。

综之，消渴的病机，可有如下三个特点：①阴虚为本，燥热为标；②气阴两伤，阴阳俱虚；③阴虚燥热，常见变证百出：如肺痿、白内障、雀盲、耳聋、疮疖、痈疽、中风偏瘫、水肿以及阴竭阳亡的危证。

附方歌括及浅释

1. 消渴方（《丹溪心法》）

> 消渴方中花粉连，
>
> 藕汁地汁牛乳研；
>
> 或加姜蜜为膏服，
>
> 泻火生津补血痊。

（黄连末6g，天花粉末10g，牛乳30ml，藕汁50ml，生地黄汁50ml，调匀服，或再加生姜汁、蜂蜜做成膏，噙化。）

本方主治胃热消渴。症见善消水谷、多食易饥、口渴欲饮等。方中黄连既泄胃热，又清心火；天花粉生津止渴，清热润燥，两者共为君药。生地滋阴清热，尤善滋肾水；藕汁降火生津；牛乳补血润燥，共为臣药。加入生姜汁和胃降逆，鼓舞胃气；蜂蜜清热润燥，且可调和诸药，有佐使之用。诸药合用，润以去燥，火退燥除，津生血旺，则渴自止。

2. 玉女煎（《景岳全书》） 见前文"十一、血证"内容。

3. 六味地黄丸（《小儿药证直诀》） 见前文"三十二、鼓胀"内容。

4. 金匮肾气丸（《金匮要略》） 见前文"五、哮证"内容中的"八味地黄丸"。

四十四 遗精

有梦无梦精时遗，
周行二次速寻医：
"火若不动肾不扰，
肾若不虚精不遗。
有梦则遗责心火，
无梦亦遗肾虚意。"
君相火动，心肾隔，
黄连清心服即息；
程氏萆薢分清证，
湿热下注，扰精室；
劳伤心脾，气不摄，
妙香散服事必妥；
六味地黄、左饮、丸，
肾虚滑脱，精关破。

◇ **解析** ◇

"**有梦无梦精时遗，周行二次速寻医**"：不因性生活而精液滑泄的病证，称为遗精。其中有梦而遗精的，名为"梦遗"，无梦而遗精的，甚至清醒时精液流出者，名为"滑精"，滑精多因梦遗发展而来。必须指出，凡成年男子，每月遗精一两次，属于生理现象，不必医治。只有当每周遗精 2 次以上，或清醒时流精，并伴有头昏、精神萎靡、腰腿酸软、失眠等症，则属病态，必须及时治疗。

"**火若不动肾不扰，肾若不虚精不遗。有梦则遗责心火，无梦**

亦遗肾虚意。"：清代林佩琴《类证治裁·遗泄》曰："凡脏腑之精悉输于肾而恒扰于火，火动则肾之封藏不固。"所谓"火不动则肾不扰，肾不虚则精不滑"即是此意。前人以"有梦属心火，无梦属肾虚"，诚要言不烦，但仍需辨证论治，可详参如下辨证歌括。

"君相火动，心肾隔，黄连清心服即息"：遗精的第一个证型是"君相火动，心肾不交"，本证是因心火、肝热，致使心肾不交、精室受扰所致，病本在君火、相火，虽可能兼见肾阴亏虚，仍应以清心火、泻肝热为主，不可专用固涩、补精之法。分而言之：心火独亢者，治以黄连清心饮；心肾不交者，治以天王补心丹加菖蒲、莲子；相火妄动者，治以三才封髓丹；若久遗伤肾，阴虚火旺者，治以知柏地黄丸或大补阴丸。

"程氏萆薢分清证，湿热下注，扰精室"：遗精的第二个证型，是"湿热下注，扰动精室"，可用程氏萆薢分清饮。该方重在清热利湿，若因脾乏升清，而致湿注于下，与下焦相火蕴结所致者，可用苍白二陈汤加黄柏、升麻、柴胡；若湿热流注肝脉不泄者，宜苦泄厥阴，用封髓丹，甚或以龙胆泻肝汤。应注意以下情况：一是本型遗精系因湿热下注，不能早投固涩之品。二是病因中焦脾胃失运，湿热内生，治要健脾升清，才能化湿泄浊，所谓"治中焦以浚其源，利湿热以分其流"，不可过用苦寒碍胃。

"劳伤心脾，气不摄，妙香散服事必妥"：遗精的第三个证型是"劳伤心脾，气不摄精"，治疗以妙香散加减。若中气不升，可改用补中益气汤，以升提中气。

"六味地黄、左饮、丸，肾虚滑脱，精关破"：遗精的第三个证型是"肾虚滑脱，精关不固"，此型中肾阴不足者，用六味地黄丸，或左归饮；精伤较甚者，可用左归丸。

·附方歌括及浅释·

1. 黄连清心饮（《沈氏尊生书》）

黄连清心饮黄连，

生地枣仁茯神远；

人参当归莲肉草，

清火滋阴固精关。

（黄连、生地、当归、甘草、酸枣仁、茯神、远志、人参、莲子肉各等分，水煎服。）

本方主治心火独亢，神浮扰精梦泻者。方中黄连清心泻火；生地滋阴凉血；当归、枣仁和血安神；茯神、远志养心宁志；人参、甘草益气和中，莲子补益心脾，收摄精气。诸药合用，共奏滋阴补阳、填精益髓之功。

2. 天王补心丹（《摄生秘剖》） 见前文"十二、心悸"内容。

3. 三才封髓丹（《卫生宝鉴》）

三才封髓天地人，

黄柏甘草与砂仁；

相火妄动水不济，

多梦遗精此方珍。

（天冬 15g，熟地 15g，人参 15g，黄柏 90g，砂仁 45g，甘草 21g，共为末，面糊为丸，如梧桐子大，每服 9g，用肉苁蓉 15g 煎汤送下。）

本方主治气阴不足，相火内扰精室。方中熟地补肾中之精血；人参补气安神益智；天冬下能滋补肾阴，上能清肺以滋水源；封髓丹清下焦肾中之相火湿热。诸药合用，共奏益气养阴、泻火固精之功。

4. **知柏地黄丸**（《医宗金鉴》）　见前文"十一、血证"内容。

5. **大补阴丸**（《丹溪心法》）

> 大补阴丸知柏黄，
>
> 龟甲脊髓蜜成方；
>
> 咳嗽咯血骨蒸热，
>
> 阴虚火旺制亢阳。

（知母 120g，黄柏 120g，熟地 180g，龟甲 180g，上药共为末，猪脊髓适量蒸熟，捣如泥状，炼蜜为丸，每丸重 15g，淡盐开水送服，早、晚各 1 丸。）

本方主治阴虚火旺证。症见骨蒸潮热，盗汗遗精，咳嗽咯血，心烦易怒，足膝疼热或痿软，舌红少苔，脉尺数有力。方中熟地、龟甲滋补真阴，潜阳制火；猪脊髓、蜂蜜俱为血肉甘润之品，用以填精补阴以生津液，此为培本。黄柏苦寒泻相火以坚真阴；知母苦寒，上以清润肺热，下以滋润肾阴，此为清源。两方配伍，以收培本清源、滋阴降火之效，所谓"阴常不足，阳常有余，宜常养其阴，阴与阳齐，则水能制火"。

6. **程氏萆薢分清饮**（《医学心悟》）　见前文"四十、淋证"内容。

7. **苍白二陈汤**（《医学心悟》）

> 苍白二陈程氏方，
>
> 苍白加入二陈汤；
>
> 运脾除湿功更擅，
>
> 中焦痰湿服之康。

（苍术 12g，白术 12g，陈皮 12g，半夏 15g，茯苓 15g，甘草 3g，水煎服。）

本方主治脾不运湿，水液失调，运脾燥湿功力远胜二陈汤。方中苍、白二术是脾胃专药，而有偏补偏运之分。苍术功专燥湿醒脾，白术擅长补脾运湿，二药合用，补运相兼，补不足而泻有余，相辅相成，相得益彰。半夏燥湿祛痰，降逆止呕；陈皮芳香化湿，利气调中；茯苓淡渗利水，导其下行；甘草调和诸药，培其中气。诸药合用，共奏运脾除湿之功。

8. 封髓丹（《医宗金鉴》）

失精梦遗封髓丹，

砂仁黄柏草和丸；

大封大固春常在，

巧夺先天服自安。

（黄柏90g，砂仁30g，甘草20g，共为末，炼蜜为丸，每服9g，空腹淡盐汤送服。）

本方主治遗精梦交。方中以黄柏为君，坚肾清火。以砂仁为臣，温健脾运，引五脏六腑之精归藏于肾。以甘草为佐使，健脾益气，调和君臣寒温，使水火既济。诸药合用，共奏清心火、降肾水之功。

9. 龙胆泻肝汤（《医方集解》）　见前文"十、自汗、盗汗"内容。

10. 妙香散（《沈氏尊生书》）

妙香山药与参芪，

甘桔二茯与远志，

少佐辰砂木香麝，

惊悸郁结梦中遗。

（山药30g，茯苓30g，茯神30g，远志30g，黄芪30g，人参15g，桔梗15g，炙甘草15g，木香75g，辰砂9g，麝香3g，共为末，每服 6g，温酒调下，不拘时服。）

本方主治心气不足之惊悸、失眠、盗汗、血汗、舌衄、黄疸、遗精、溺血、淋浊，妇女带下、产后谵狂、恶露不尽等。心为君火，君火一动，则相火随之，相火寄于肝胆，肾之阴虚，则精不藏，肝之阳强，则气不固，故精脱而梦遗。方中山药益阴清热，兼能涩精。以参芪固其气，以二茯宁其神，神宁气固，则精自守其位，且二茯下行利水，又可泻肾中之邪火。桔梗清肺散滞，木香疏肝和脾，丹砂镇心安神，麝香通窍解郁，二药又能辟邪，亦治其邪感。再加甘草交和于中。本方虽无固涩之剂，但安神正气，使精气神相依而自固。

11. 补中益气汤（《脾胃论》）　见前文"十一、血证"内容。

12. 六味地黄丸（《小儿药证直诀》）　见前文"三十二、鼓胀"内容。

13. 左归饮（《景岳全书》）　见前文"十三、胸痹"内容。

14. 左归丸（《景岳全书》）　见前文"三十四、眩晕"内容。

四十五 耳鸣、耳聋

【证治歌括】

耳鸣、耳聋火与虚，

肝胆火盛龙泻汤；

痰火郁结耳闭塞，

温胆汤服保无殃；

更有风热上扰证，

银翘散方有专长。

虚证首论肾精亏，

耳聋左慈丸速配；

清气不升劳累重，

益气聪明汤可对。

───── 解析 ─────

"耳鸣、耳聋火与虚"：耳鸣、耳聋都是听觉异常的症状，以患者自觉耳内鸣响，如闻潮声，或细或暴，妨碍听觉的称耳鸣；听力减弱，妨碍交谈，甚至听觉丧失，不闻外声，影响日常生活的称耳聋。症状轻者为重听。本病病因不外"火"与"虚"，"火"缘于外者为风热上受，客邪蒙窍；缘于内者则是痰火、肝热，蒸动浊气上壅；"虚"则或为肝肾亏虚，脏真不足；或因脾胃气弱，清阳不升，以下歌括分而论之。

"肝胆火盛龙泻汤"：肝胆火盛证，可以龙胆泻肝汤加减。肝火上炎多汲伤肾水，而致虚实夹杂，可酌加牡丹皮、女贞子、墨旱莲以滋肾水。

"痰火郁结耳闭塞，温胆汤服保无殃"：痰火郁结证，以耳内闭塞如聋为特点，治以温胆汤加减。若痰多胸闷大便不畅，可用礞石滚痰丸以降火逐痰。

"更有风热上扰证，银翘散方有专长"：风热上扰证，治以银翘散加减。若热病后期，或反复感冒后，耳聋不愈者，此病后脾胃肝胆余热，不可多事清降，可与养阴和胃，饮食渐加，耳鸣、耳聋亦可渐愈。

"虚证首论肾精亏，耳聋左慈丸速配"：以上所论，皆围绕"火"字，下所论者围绕"虚"字。"虚"证耳鸣、耳聋，首见肾精亏虚证，可用耳聋左慈丸加减。若肾元亏虚复为外风所乘，以致下虚上实者，肾阴虚为主，治以本事地黄汤；肾阳虚为主，治以贞元饮送服黑锡丹。

"清气不升劳累重，益气聪明汤可对"：清气不升证，以耳鸣、耳聋时轻时重，休息暂减，烦劳则加为特点，治以益气聪明汤加减。人过中年，精气渐衰，而成慢性耳鸣耳聋者，治与脾肾亏虚同例，但因精脱气衰，多数不易恢复。

◖附方歌括及浅释◗

1. 龙胆泻肝汤（《医方集解》）　见前文"十、自汗、盗汗"内容。

2. 温胆汤（《三因极一病症方论》）　见前文"十四、不寐"内容。

3. 礞石滚痰丸（《养生主论》）

> 滚痰朴硝青礞石，
>
> 大黄黄芩与沉香；
>
> 百病多因痰作祟，
>
> 顽痰怪症力能匡。

（青礞石 30g，朴硝 30g，上药锤碎，投入小砂罐内盖之，铁线缚定，盐泥固济，晒干，火煅红，候冷取出，加大黄 240g，黄芩 240g，沉香 15g，共为细末，水泛为丸，每服 6～9g，每日 1～2次，温开水送服。）

本方主治实热老痰证。症见癫狂惊悸，或怔忡昏迷，或不寐或寐怪梦，或咳喘痰稠，或胸脘痞闷，或眩晕耳鸣，或绕项结核，或口眼瞤动，或骨节卒痛难以名状，或噎塞烦闷，大便秘结，舌苔黄厚腻，脉滑数有力。方中以硝煅礞石为君，取其燥悍重坠，善能攻逐陈积伏匿之老痰。以大黄为臣，取其苦寒，荡涤实热，开痰火下行之路。佐以黄芩苦寒泻火，善清上焦气分之热。使以沉香速降下气，所谓治痰必先顺气也。四药合用，共成攻坠实热老痰之峻剂。

4. 银翘散（《温病条辨》）见前文"一、感冒"内容。

5. 耳聋左慈丸（《小儿药证直诀》）

耳聋左慈精亏方，

《小儿药证直诀》倡；

六味地黄磁柴并，

滋肾降火鸣聋当。

（磁石 20g，熟地 160g，山茱萸 80g，牡丹皮 60g，山药 80g，茯苓 60g，泽泻 60g，柴胡 20g，共为末，水泛为丸或炼蜜为丸，水丸每次 6g，蜜丸每次 9g，每日 2 次。）

本方主治肝肾阴虚所致的耳鸣耳聋、头晕目眩。方中以熟地为君，取其质润甘补微温，善滋阴养血，填精固本，精血充足而耳聪目明。磁石辛寒而咸，镇潜兼补，善补肾益精、平肝潜阳、聪耳明目；制山茱萸酸甘温固涩，善补肝肾之精血；山药甘平补涩，既补肾阴，又补脾气与脾阴。三者相伍，既增强君药滋肾养肝之功，又平肝潜阳，共为臣药。佐以牡丹皮苦泄辛散微寒，清热凉血散瘀，既泄相火，又制山茱萸之温涩；泽泻甘寒清利，善泄热利湿，配熟地黄以泻浮火、降浊；茯苓平而淡渗脾湿，配山药健运脾气而益肾；竹叶柴胡芳香清散疏升，主入肝经，善疏解肝郁，以利平抑肝阳。诸药合用，滋补兼镇潜，共奏滋阴平肝之功。

6. 本事地黄汤（《普济本事方》）

热毒扰肾上攻冲，

地黄桑皮磁芩风；

羌壳木通草共末，

四钱煎服本事中。

（生干地黄 75g，桑白皮 30g，磁石 60g，枳壳 15g，羌活 15g，防风 15g，黄芩 15g，木通 15g，炙甘草 15g，共为末，每服 12g，水煎服，每日 2～3 次。）

本方主治男子 20 岁，因疮毒后肾经热，有耳听事不真，每心中不快则觉转重，虚鸣疼痛，耳内出脓。本方以生地黄滋肾清血分热为君；黄芩、桑白皮清热解毒为臣；枳壳、防风、羌活祛风胜湿，磁石聪耳助听、木通导热下行共为佐；炙甘草调和诸药为使。全方共奏滋肾清热、化湿聪耳之功。

7. 贞元饮（《景岳全书》）

肝肾亏虚气无根，

气短如喘亦难匀；

重用熟地轻归草，

若需收敛加梅参。

（熟地 21～60g，炙甘草 3～9g，当归 6～9g，水煎服。）

本方主治肝肾亏损，气短似喘，呼吸急促，气道噎塞，势剧垂危者。方中以熟地为君，滋肾阴，益精髓，使纳气有根。以当归为臣，补血和血，使补而不滞，防熟地之腻。佐以甘草补中益气。三药合用，共奏滋补肝肾、纳气定喘之功。若气喘若脱，可酌加乌梅、人参以收敛固脱。

8. **黑锡丹**（《太平惠民和剂局方》） 见前文"六、喘证"内容。

9. **益气聪明汤**（《证治准绳》）

> 益气聪明汤蔓荆，
>
> 升葛参芪黄柏中；
>
> 再加芍药炙甘草，
>
> 耳聋目障服之清。

（黄芪 30g，甘草 10g，芍药 15g，黄柏 10g，人参 10g，升麻 10g，葛根 15g，蔓荆子 10g，共为末，每服 12g，水煎服，晚上睡前及清晨各 1 次。）

本方主治饮食不节，劳役形体，脾胃不足，得内障，耳鸣或多年目暗，视物不能。方中参、芪甘温以补脾胃，甘草甘缓以和脾胃；干葛、升麻、蔓荆轻扬升发，能入阳明，鼓舞胃气，上行头目。中气既足，清阳上升，则九窍通利，耳聪而目明矣；白芍敛阴和血，黄柏补肾生水，盖目为肝窍，耳为肾窍，故又用两者平肝滋肾。

行痹防风、痛乌头；

着痹薏苡仁汤优；

风寒湿邪俱不显，

尪痹为基论运筹；

风湿热痹虎桂枝，

宣痹汤方亦可依。

痹证日久有三变：

瘀血痰浊阻络痹，

气血亏虚第二候，

病及脏腑难调理。

解析

"**行痹防风、痛乌头**"：痹证是由于风、寒、湿、热等外邪侵袭人体，闭阻经络，气血运行不畅所导致的，以肌肉、筋骨、关节发生酸痛、麻木、重着、屈伸不利，甚或关节肿大灼热等为主要临床表现的病证。痹证的发生主要是由于正气不足，感受风、寒、湿、热之邪所致，其中风寒湿痹与热痹对讲。风寒湿痹中，风盛者名行痹，治以防风汤加减；寒盛者名痛痹，治以乌头汤加减，亦可采用乌附麻辛桂姜汤加减。

"**着痹薏苡仁汤优**"：风寒湿痹中，湿盛者名着痹，治疗以薏苡仁汤加减。

"**风寒湿邪俱不显，尪痹为基论运筹**"：对于风寒湿偏盛不明显者，可用尪痹汤作为风寒湿痹通用的基础方进行治疗。

"**风湿热痹虎桂枝，宣痹汤方亦可依**"：风湿热痹，治疗以白虎桂枝汤加味。本证也可选用《温病条辨》宣痹汤治疗。

"**痹证日久有三变：瘀血痰浊阻络痹，气血亏虚第二候，病及脏腑难调理**"：痹证日久，容易出现下述三种病理变化：一是风寒湿痹或热痹日久不愈，气血运行不畅日甚，瘀血痰浊阻痹经络，可出现皮肤瘀斑、关节周围结节、关节肿大、屈伸不利等症；二是病久使气血伤耗，因而呈现不同程度的气血亏虚证候；三是痹证日久不愈，复感于邪，病邪由经络而病及脏腑，而出现脏腑痹的证候，其中以心痹较为常见，这种情况难于调理。

◦ 附方歌括及浅释 ◦

1. 防风汤（《宣明论方》）

防风汤中用麻黄，

归桂秦艽葛根姜；

茯苓杏芩草枣配，

祛风通络行痹方。

（防风 30g，甘草 30g，当归 30g，赤茯苓 30g，杏仁 30g，桂枝 30g，黄芩 9g，秦艽 9g，葛根 9g，麻黄 15g，共为末，每服 15g，加大枣 3 枚，生姜 5 片，水煎服。）

本方主治行痹，症见肢体关节疼痛，游走不定，关节伸屈不利，或见恶寒发热，苔薄白或腻，脉浮，现用于风湿性关节炎及类风湿关节炎见上述症状者。方中防风、秦艽、桂枝祛风除痹；麻黄、葛根发散表邪；当归活血利痹，有助祛风除湿；黄芩清热燥湿，使无伤阴之弊。诸药合用，共奏祛风通络、散寒除湿之功。

2. 乌头汤（《金匮要略》）

> 历节疼来不屈伸，
>
> 或加脚气痛维均；
>
> 芍芪麻草皆三两，
>
> 五粒乌头煮蜜匀。

（制川乌 9g，麻黄 9g，黄芪 9g，白芍 9g，炙甘草 9g，水煎服。）

本方主治寒湿痹阻关节证，症见骨节冷痛，屈伸不利，舌苔白润，脉沉弦或沉紧。或治脚气疼痛，不可屈伸因伤于寒湿者。方中乌头为君，其味辛苦，性热，有毒，其力猛气锐，内达外散，能升能降，通经络，利关节，其温经散寒，除湿止痛，凡凝寒痼冷皆能开之通之；麻黄为臣，辛微苦而温，入肺、膀胱经，其性轻扬上达，善开肺郁、散风寒、疏腠理、透毛窍。其宣散透表之功，可祛寒湿。君臣相配，同气相求，药力专宏，外能宣表通阳达邪，内可透发凝结之寒邪，外攘内安，痹痛自无。芍药宣痹行血，并配甘草以缓急止痛；黄芪益气固卫，助麻黄、乌头温经止痛，亦制麻黄过散之性；白蜜甘缓，以解乌头之毒，以上共为佐使。诸药相伍，使寒湿去而阳气宣通，关节疼痛解除而屈伸自如。

3. 乌附麻辛桂姜汤（成都中医药大学戴云波方）

> 乌附麻辛桂姜汤，
>
> 甘草蜂蜜共煎尝；
>
> 寒湿痹阻关节痛，
>
> 温经宣痹庶能康。

（制川乌 10g，制附子 10g，麻黄 6g，细辛 3g，桂枝 9g，干姜10g，甘草 10g，蜂蜜 30g，水煎服。）

本方主治痛痹，症见肢体关节剧烈疼痛，屈伸更甚，痛有定处，自觉骨节寒凉，得温痛减，舌淡苔白，脉沉紧或弦紧。方以川乌、附子、麻黄、细辛、桂枝、干姜等一派辛温通络、散寒止痛之品，佐以甘草、蜂蜜缓和药性，祛邪而不伤正。全方共奏散寒、通络、止痛之效。

4. 薏苡仁汤（《类证治裁》）

> 薏苡仁汤麻桂苍，
>
> 羌独防乌草生姜；
>
> 当归川芎和血脉，
>
> 风寒湿痹服之康。

（薏苡仁 15g，当归 9g，川芎 9g，生姜 9g，桂枝 9g，羌活 9g，独活 9g，防风 9g，白术 9g，制川乌 9g，麻黄 4.5g，大枣 3 枚，水煎服。）

本方主治湿痹，症见关节疼痛重着，痛有定处，手足沉重，或有麻木不仁，舌苔白腻，脉象濡缓等。方中白术、薏苡仁健脾除湿利痹；羌活、独活、防风、桂枝祛风除湿；川乌温燥寒湿、止痛；生姜、大枣温经、调和诸药。诸药合用，共奏祛风除湿、散寒通络之功。

5. 蠲痹汤（《医学心悟》）

> 蠲痹汤中独芃羌，
>
> 归芎甘草乳木香；
>
> 桑枝桂心海风藤，
>
> 祛风止痛此方长。

（羌活 10g，独活 5g，桂心 6g，秦芃 10g，当归 10g，川芎 5g，炙甘草 5g，海风藤 10g，桑枝 10g，乳香 5g，木香 5g，水煎服。）

本方主治风、寒、湿三气合而成痹者。方中独活、羌活、秦艽、海风藤、桑枝祛风除湿；桂心温散寒邪，通利血脉。当归、川芎养血调营；乳香、木香和血止痛；甘草益气补中。诸药合用，共奏祛风除湿、蠲痹止痛之功。

6. 白虎加桂枝汤(《金匮要略》) 见前文"三十八、疟疾"内容。

7. 宣痹汤(《温病条辨》)

> 宣痹己苡赤豆宜，
>
> 蚕沙夏杏滑翘栀；
>
> 骨节烦疼由湿郁，
>
> 痹阻经络此方施。

（防己 15g，生薏苡仁 15g，滑石 15g，杏仁 15g，蚕沙 9g，连翘 9g，栀子 9g，半夏 9g，赤小豆 20g，水煎服。）

本方主治湿热阻滞经络所致痹证。症见骨节烦疼，局部灼热红肿，寒战热烦，面目萎黄，小便短赤，苔黄腻或灰滞。方中以防己为君，清热利湿，通络止痛；蚕沙、薏苡仁除湿行痹，通利关节，协助防己以通络止痛，共为臣药；连翘、栀子、滑石、赤小豆清热利湿，以增强防己清热去湿的作用，半夏燥湿化浊，"肺主一身之气，气化则湿亦化"，故又用杏仁宣肺利气，以化湿邪，均为佐使之品。诸药合用，共奏清热利湿、宣痹止痛之功。

四十七 痿证

【证治歌括】

筋脉弛缓软无力，

肌肉萎缩运动难，

因是下肢多发病，

故有痿躄见经传。

热证、虚证见证多，

多与肺热有相关。

肺热津伤，筋失濡，

清燥救肺速煎服；

加味二妙化裁时，

湿热浸淫，气血阻；

脾胃亏虚，精微乏，

参苓白术最相恰；

肝肾亏损，髓筋枯，

虎潜丸方第一家。

解析

"**筋脉弛缓软无力，肌肉萎缩运动难，因是下肢多发病，故有痿躄见经传。热证、虚证见证多，多与肺热有相关**"：痿证是指肢体筋脉弛缓、软弱无力，日久因不能随意运动而致肌肉萎缩的一种病证。临床以下肢痿弱较为多见，故称"痿躄"。"痿"是指肢体痿弱不用，"躄"是指下肢软弱无力，不能步履之意。本病的特点有二：一是痿证多属五脏内伤，精血受损，阴虚火旺，一般是热证、虚证居多，虚实夹杂者亦不鲜见；二是痿证虽以内热为本，而此热又多与肺热有关。

"**肺热津伤，筋失濡，清燥救肺速煎服**"：痿证的第一个证型是"肺热津伤，筋失濡润"，治疗以清燥救肺汤加减。

"**加味二妙化裁时，湿热浸淫，气血阻**"：痿证的第二个证型是"湿热浸淫，气血不运"，治疗以加味二妙散化裁。

"**脾胃亏虚，精微乏，参苓白术最相恰**"：痿证的第三个证型是"脾胃亏虚，精微不运"，治疗以参苓白术散加减。

"**肝肾亏损，髓筋枯，虎潜丸方第一家**"：痿证的第三个证型是"肝肾亏损，髓枯筋痿"，治疗以虎潜丸加减。

◎ 附方歌括及浅释 ◎

1. **清燥救肺汤**（《**医门法律**》）　见前文"三、肺痿"内容。

2. **加味二妙散**（《**丹溪心法**》）

痿证若因湿热侵，

加味二妙可回春；

龟膝苍柏归草己，

清热利湿不伤阴。

（黄柏 15g，苍术 15g，当归 15g，牛膝 15g，防己 15g，草薢 15g，龟甲 20g，水煎服。）

本方主治湿热浸淫证。方中以苍术为君，辛苦而温，芳香而燥，为燥湿健脾胃之主药。防己、草薢利湿通络，畅达气机，共为臣药。佐以当归、牛膝养血活血；龟甲补肾滋阴，既防苦燥伤阴，又能已病防变。诸药合用，共奏清热化湿、舒筋止痛之功。

3. **参苓白术散**（《**太平惠民和剂局方**》）　见前文"二十三、泄泻"内容。

4. 虎潜丸（《丹溪心法》）

> 虎潜足痿是妙方，
>
> 虎骨陈皮并锁阳；
>
> 龟甲干姜知母芍，
>
> 再加柏地作丸尝。

〔黄柏 150g，龟甲 120g，知母 60g，熟地 60g，陈皮 60g，白芍 60g，锁阳 45g，虎骨（已禁用，现多用狗骨代）30g，干姜 15g 共为末，炼蜜为丸，每丸重 10g，早、晚各 1 丸，淡盐汤或开水送服。〕

本方主治肝肾不足、阴虚内热之痿证，症见腰膝酸软，筋骨痿弱，步履乏力，遗尿，或眩晕，耳鸣，遗精，舌红少苔，脉细弱。方中重用黄柏配知母以泻火清热，但本方所治之证不仅有热，还有阴血皆虚，故以熟地、龟甲、白芍滋阴养血，补肝肾之阴。又用虎骨（狗骨）强壮筋骨，锁阳温阳益精，养筋润燥。以陈皮、干姜温中健脾，理气和胃，既可防止知、柏苦寒败胃，又能使滋养甘润补而不滞。诸药合用，共奏滋阴降火、强壮筋骨之功。

四十八　内伤发热

【证治歌括】

《医学心悟》火字解，

达、滋、温、引四法列：

肝郁发热"达"法归，

丹栀逍遥内火灭；

气虚发热劳累后，

补中益气"温"法长；

血虚、阴虚"滋"法用，

归脾、清骨服后凉；

瘀血常致局部热，

午后、夜间发一阵，

外凉里热如灯笼，

血府逐瘀莫疑问；

五型发热总内伤，

辨证分明定乾坤。

解析

"《医学心悟》火字解，达、滋、温、引四法列"：内伤发热是指以内伤为病因，气血阴精亏虚、脏腑功能失调为基本病机所导致的发热。明代秦景明最先提出"内伤发热"这一病证名称。《医学心悟·火字解》把外感之火称为贼火，内伤之火称为子火。认为治疗内火主要有四法：达："所谓木郁则达之，如逍遥散之类是也"；滋："所谓壮水之主，以镇阳光，如六味汤之类是也"；温："经曰劳者温之，又曰甘温能除火热，如补中益气之类是也"；引："以辛

257

热杂于壮水药中，导之下行。所谓导龙入海，引火归原，如八味汤之类是也"。本歌括正是参考此法，结合教材所论而编，详见后文。

"**肝郁发热'达'法归，丹栀逍遥内火灭**"：肝郁发热证，热势常随情绪波动而起伏，治疗取法"达"法，方以丹栀逍遥散加减。

"**气虚发热劳累后，补中益气'温'法长**"：气郁发热证，发热常在劳累后发生或加剧，治疗取法"温"法，方以补中益气汤加减。

"**血虚、阴虚'滋'法用，归脾、清骨服后凉**"：血虚发热证和阴虚发热证的治疗都取法"滋"法，分别用归脾汤加减和清骨散加减。还有一种阳虚发热证，发热伴形寒肢冷、四肢不温等阳虚表现，治疗以金匮肾气丸加减。

"**瘀血常致局部热，午后、夜间发一阵，外凉里热如灯笼，血府逐瘀莫疑问**"：王清任对瘀血发热的辨证及治疗有重要贡献，《医林改错·血府逐瘀汤所治之症目》谈到瘀血发热可表现为"晚发一阵热"以及午后和前半夜发热等情况，或可表现为"身外凉，心里热"的"灯笼热"，还可表现为自觉身体某些局部发热。治疗以血府逐瘀汤加减。

"**五型发热总内伤，辨证分明定乾坤**"：内伤发热的辨证治疗，应针对气郁、血瘀、气虚、血虚、阴虚等不同证候而立法遣方，切忌一见发热便使用辛散或苦寒之品。

❮ 附方歌括及浅释 ❯

1. **丹栀逍遥散**（《内科摘要》）见前文"十六、郁证"内容。

2. **补中益气汤**（《脾胃论》）见前文"十一、血证"内容。

3. **归脾汤**（《济生方》）见前文"十一、血证"内容。

4. **清骨散**(《证治准绳》)

> 清骨散主银柴胡,
>
> 胡连秦艽鳖甲辅;
>
> 地骨青蒿知母草,
>
> 骨蒸劳热一并除。

(银柴胡 5g，胡黄连 3g，秦艽 3g，鳖甲 3g，地骨皮 3g，青蒿 3g，知母 3g，甘草 2g，水煎服。)

本方主治肝肾阴虚，虚火内扰证，症见虚劳骨蒸，潮热盗汗，或低热日久不退，唇红颧赤，形体消瘦，或口渴心烦，困倦乏力，舌红少苔，脉细数。方中银柴胡善清虚劳骨蒸之热，而无苦泄之弊，是为主药，辅以胡黄连、知母、地骨皮入阴退虚火，以清骨蒸劳热；青蒿、秦艽善透伏热，使从外解，配上述清热之品，亦可用于治疗无汗骨蒸。佐以鳖甲滋阴潜阳，引诸药入阴以清热，用甘草调和诸药。本方集大队退热除蒸之品于一方，重在清透伏热以治标，兼顾滋养阴液以治本。

5. **金匮肾气丸**(《金匮要略》) 见前文"五、哮证"内容中的"八味地黄丸"。

6. **血府逐瘀汤**(《医林改错》) 见前文"十三、胸痹"内容。

四十九 虚劳

虚劳气血阴阳纲，

五脏分设目得张。

气虚肺、脾二脏主，

补肺、加味四君服；

血虚心、肝二脏主，

养心心兮、肝四物；

阴虚心、肝、脾、肺、肾，

天王补心第一问，

补肝、益胃分二三；

沙参麦冬滋肺阴，

左归丸方答第五；

阳虚分设心、脾、肾：

拯阳理劳心阳虚，

附子理中脾阳主，

右归丸中肾阳问，

纲举目张似醍醐。

解析

"虚劳气血阴阳纲，五脏分设目得张"：虚劳又称虚损，是由多种原因所致的，以脏腑亏损、气血阴阳不足为主要病机的多种慢性衰弱证候的总称。虚劳一病的病理性质，主要是气、血、阴、阳的亏耗；其病损部位主要在于五脏。其病变过程，往往首先导致某一脏的气、血、阴、阳的亏损，日久可累及他脏。所以，对虚劳的辨证，应以气、血、阴、阳为纲，五脏虚候为目。

"**气虚肺、脾二脏主，补肺、加味四君服**"：在气、血、阴、阳的亏虚中，气虚是临床最常见的一类，其中尤以肺气虚和脾气虚为多见，前者以补肺汤加减，后者以加味四君子汤加减。心、肾气虚临床亦不少见，前者可以《医方集解》六君子汤加五味子、玉竹、黄精等益气养心；后者可以《医方集解》六君子汤加杜仲、续断、菟丝子、山茱萸等益气固肾。

"**血虚心、肝二脏主，养心心兮、肝四物**"：血虚之中，以心、肝血虚较为常见，前者治以养心汤加减，后者治以四物汤加味。另外，血虚中脾血虚亦不少见，但脾血虚常与心血虚同时并见，故临床常称心脾血虚，归脾汤具有较好的益气补血、健脾养心的作用，是针对心脾血虚的一个极为常用的方剂。

"**阴虚心、肝、脾、肺、肾，天王补心第一问，补肝、益胃分二三；沙参麦冬滋肺阴，左归丸方答第五**"：五脏阴虚在临床上都比较常见，其中心阴虚者治以天王补心丹加减；肝阴虚者治以补肝汤加减；脾胃阴虚者治以益胃汤加减；肺阴虚者治以沙参麦冬汤加减；肾阴虚者治以左归丸加减。

"**阳虚分设心、脾、肾：拯阳理劳心阳虚，附子理中脾阳主，右归丸中肾阳问**"：阳虚多由气虚进一步发展而成，症状比气虚为重，并出现里寒的征象为特征。在阳虚之中，以心、脾、肾的阳虚为多见。心阳虚者治以拯阳理劳汤加减；脾阳虚者治以附子理中汤加减；肾阳虚者治以右归丸加减。

"**纲举目张似醍醐**"：为了便于辨证和治疗，将虚劳归纳为气、血、阴、阳四损为纲和五脏损伤为目，这样纲举目张，似佛家醍醐灌顶，临证可使医者清醒，不致一片糊涂。但临床上，常见一脏虚损累及多脏，一元亏虚多元不足的现象，需医者细心调理。还需要注意的是，在病情的错综复杂中，脾为后天之本，气血生化之源；肾为先天之本，寓元阳和元阴，是生命的本元，所以补益脾肾在虚劳的治疗中具有比较重要的意义。

附方歌括及浅释

1. 补肺汤（《永类钤方》） 见前文"六、喘证"内容。

2. 加味四君子汤（《三因极一病证方论》）

> 加味四君《三因极》，
>
> 四君再加扁豆芪；
>
> 痔血日久脾胃弱，
>
> 益气化湿又健脾。

（人参、茯苓、白术、甘草、白扁豆、黄芪各等分，共为末，每服6g，汤调服。）

本方主治痔血已久，脾胃气虚，面色萎黄，心悸耳鸣，气乏脚弱，口淡，食不知味。方中以人参、黄芪、白术、甘草益气健脾，茯苓、扁豆健脾化湿。全方共奏益气化湿、健脾开胃之功。

3.《医方集解》六君子汤（《医方集解》）

> 医方集解六君子，
>
> 山药黄芪四君凑；
>
> 脾虚肢困口乏味，
>
> 温补脾气胜一筹。

（人参9g，白术9g，茯苓12g，炙甘草6g，黄芪12g，山药12g，水煎服。）

本方即四君子汤加黄芪、山药。四君子健脾、渗湿，黄芪健脾益气、山药健脾气且能补肾，加入后使温脾益气的功效更胜一筹。

4. 养心汤（《仁斋直指方论》）　见前文"十四、不寐"内容。

5. 四物汤（《太平惠民和剂局方》）　见前文"三十六、痉证"内容。

6. 天王补心丹（《摄生秘剖》）　见前文"十二、心悸"内容。

7. 补肝汤（《医宗金鉴》）

> 补肝木瓜草酸枣，
>
> 四物全方不能少；
>
> 补肝养筋又明目，
>
> 肝经血虚阴亏找。

（当归 12g，熟地 15g，白芍 9g，酸枣仁 9g，木瓜 9g，川芎 6g，炙甘草 6g，水煎服。）

本方主治肝经血虚阴亏所致两胁痛，筋缓不能行走，目昏暗；头痛，眩晕，耳鸣，目干畏光，视物昏花，急躁易怒；血不养筋之肢体麻木，小腿抽筋，爪甲不华，筋惕肉动，舌干红，脉弦细数。方中以四物汤为主，补血调血，既可养血补肝，又能活血调经；酸枣仁养肝安神，木瓜舒筋活络，甘草补气调中，与芍药相伍为芍药甘草汤，可缓急解痉。诸药合用，共奏补肝血、养肝阴之功。

8. 益胃汤（《温病条辨》）　见前文"二十二、呃逆"内容。

9. 沙参麦冬汤（《温病条辨》）　见前文"二、咳嗽"内容。

10. 左归丸（《景岳全书》）　见前文"三十四、眩晕"内容。

11. 拯阳理劳汤（《医宗必读》）

> 拯阳理劳人参芪，
>
> 当归肉桂姜陈皮；

　　　　　　白术大枣五味草，

　　　　　　温通收敛补肺脾。

（人参 12g，黄芪 12g，白术 9g，陈皮 6g，五味子 6g，肉桂 6g，炙甘草 6g，水煎服。）

本方主治脾肺气虚，精神倦怠，少气懒言，不思饮食，自汗，面色㿠白，舌质淡嫩，脉细弱。方中以人参、黄芪为君，补肺健脾益气。以炙甘草、白术为臣，健脾益气，助参、芪补气之力。佐以当归养血和血，五味子敛肺脾耗散之气，陈皮行气化痰，肉桂温中助阳。综观全方，补中有敛，补中寓通，补而不滞，共奏脾肺双补之功。

12. **附子理中丸**（《太平惠民和剂局方》）　见前文"二十五、霍乱"内容。

13. **右归丸**（《景岳全书》）　见前文"二十、噎膈"内容。

【证治歌括】

阴茎痿弱举不坚，
　甚至痿软历半年；
也由虚损心脾肾，
　也由情、食也外感。
心脾亏虚归脾用，
　命门火衰赞育丸；
阴精亏损举即泄，
　二地鳖甲可服煎；
以上均因虚损致，
　次论实证可互参：
惊恐伤肾多惊怯，
　启阳娱心丹加减；
湿热下注龙胆泻，
　肝郁气滞逍遥散；
瘀血阻络伴刺痛，
　少腹逐瘀莫畏难。
又有虫药可回春，
　蜈蚣、蜂房、九虫添，
木贼一两亦起阳，
　辨证方、药可两全。

◇ 解析 ◇

"阴茎痿弱举不坚，甚至痿软历半年"：阳痿是指成年男子，临房阴茎举而不坚，甚至痿弱不起，以致不能完成正常性生活的一种病证。发病持续 6 个月以上者方能诊断，若因过度劳累、情绪反常等因素造成一时性阴茎痿弱不起和因年老而阳事不举者，均不能视为病态。

"**也由虚损心脾肾，也由情、食也外感**"：阳痿的病因，常由多种原因导致肾、心、脾虚损，也可由于七情失调、饮食不节，或外感湿热、寒湿等。

"**心脾亏虚归脾用**"：先论虚证阳痿：心脾亏虚证治疗以归脾汤加减。

"**命门火衰赞育丸**"：命门火衰证治疗以赞育丸加减。

"**阴精亏损举即泄，二地鳖甲可服煎**"：阴精亏损证的阳痿有一个特点，易举易泄，时有遗精。治疗以二地鳖甲煎加减。

"**以上均因虚损致，次论实证可互参**"：以上所论均为虚证阳痿，下面继续论述实证的阳痿。

"**惊恐伤肾多惊怯，启阳娱心丹加减**"：实证阳痿中的惊恐伤肾证，多伴有心悸易惊、胆怯噩梦，治疗以启阳娱心丹加减。

"**湿热下注龙胆泻**"：湿热下注证治疗以龙胆泻肝汤加减。

"**肝郁气滞逍遥散**"：肝郁气滞证治疗以逍遥散加减。

"**瘀血阻络伴刺痛，少腹逐瘀莫畏难**"：瘀血阻络证，多伴有少腹、睾丸刺痛，治疗以少腹逐瘀汤加减。

"**又有虫药可回春，蜈蚣、蜂房、九虫添，木贼一两亦起阳**"：此外，有些药物单用即可增强性功能，例如虫类药中的蜈蚣、蜂房、九香虫等，以 30g 木贼水煎服，也有增强性功能的效果。

"**辨证方、药可两全**"：临床治疗阳痿，如果在辨证选方的基础上，适当加以增强性功能的药味，即可达到两全。

◎ 附方歌括浅释 ◎

1. 归脾汤（《济生方》） 见前文"十一、血证"内容。

2. 赞育丹（《景岳全书》）

　　　　　　　赞育苁蓉巴戟天，

　　　　　　　蛇床韭子归二仙；

　　　　　　　白术枸杞山萸肉，

　　　　　　　熟地桂附杜仲炭。

　　（熟地250g，白术250g，当归180g，枸杞子180g，仙茅120g，杜仲120g，山茱萸120g，淫羊藿120g，巴戟肉120g，肉苁蓉120g，韭子120g，蛇床子60g，附子60g，肉桂60g，共为末，炼蜜为丸，每服9g，温开水送服。）

　　本方主治男子阳痿精衰，虚寒不育。方中群集附子、肉桂、杜仲、仙茅、巴戟天、淫羊藿、肉苁蓉、韭子、蛇床子等大队辛热温肾壮阳之品以温壮元阳，补益命火；配以熟地黄、当归，枸杞子、山茱萸等填补精血，阴中求阳，制阳药之温燥；又有白术益气健脾，先后天并补，诸药配伍，共奏温壮肾阳、填精补血之功。

3. 二地鳖甲煎（南京中医药大学徐福松方）

　　　　　　　二地鳖甲续茯苓，

　　　　　　　丹参丹皮菟枸樱；

　　　　　　　花粉牡蛎寄生用，

　　　　　　　阳痿阴亏虚火生。

　　（生地10g，熟地10g，菟丝子10g，茯苓10g，枸杞子10g，金樱子10g，牡丹皮10g，丹参10g，天花粉10g，川断10g，桑寄生

10g，鳖甲 20g，牡蛎 20g，水煎服。）

本方主治肾阴亏虚兼有火旺，症见头晕耳鸣、口干口渴、腰膝酸软、潮热盗汗、五心烦热、阳痿、多梦滑泄、舌质淡红、苔薄黄、脉细数。方中以生地、熟地、鳖甲滋阴降火以治本，共为君药；菟丝子、枸杞子、金樱子、续断、桑寄生，阴中求阳，兼能涩精止遗，为臣药；牡丹皮、天花粉清气血中伏火，丹参、牡蛎活血、潜镇浮游之阳，茯苓渗湿，可防滋阴太过，共为佐助。全方滋阴中兼有温阳、泻火中又能潜阳，且合活血、渗利之法，适合阴虚、虚火上浮所致的阳痿。

4. 启阳娱心丹（《辨证录》）

四君归芍远志蒲，

砂仁神曲药橘红；

柴胡菟丝酸枣仁，

启阳娱心平惊恐。

（人参 30g，远志 60g，茯神 100g，石菖蒲 50g，甘草 10g，菟丝子 120g，白术 90g，酸枣仁 60g，橘红 40g，砂仁 75g，柴胡 15g，当归 60g，白芍 60g，山药 90g，神曲 90g，共为末，炼蜜为丸，每服 9g，早、晚各 1 次。）

本方主治心脾两虚，气血衰弱之早泄，伴气短乏力、头晕心悸、面色不华、食欲缺乏、阳痿、脉细弱无力、舌淡苔白。方中以人参、白术、山药、甘草益气健脾；当归、白芍养血和血；酸枣仁、茯神、石菖蒲、远志养心安神；橘红、砂仁、神曲、柴胡调理气机，以助脾运，脾气健运，则生化有源，气血充足；菟丝子补益肾气以助阳。诸药合用，共奏益肾宁神、补益气血之功。

5. 龙胆泻肝汤(《医方集解》)　见前文"十、自汗、盗汗"内容。

6. 逍遥散(《太平惠民和剂局方》)　见前文"三十一、积聚"内容。

7. 少腹逐瘀汤(《医林改错》)　见前文"二十六、腹痛"内容。

方剂索引

A

安宫牛黄丸（《温病条辨》）200

安神定志丸（《医学心悟》）83

B

八味地黄丸（《金匮要略》）32

八珍汤（《正体类要》）165

八正散（《太平惠民和剂局方》）226

白虎加桂枝汤（《金匮要略》）215

白虎加人参汤（《伤寒论》）215

白头翁汤（《伤寒论》）143

百部煎剂（验方）166

百合固金汤（《医方集解》）51

半硫丸（《太平惠民和剂局方》）161

半夏白术天麻汤（《医学心悟》）189

半夏厚朴汤（《金匮要略》）105

保和丸（《丹溪心法》）100

保真汤（《劳证十药神书》）52

本事地黄汤（《普济本事方》）247

鳖甲煎丸（《金匮要略》）169

补肺汤（《永类钤方》）39

补肝汤（《医宗金鉴》）263

补气运脾汤（《证治准绳》）125

补天大造丸（《医学心悟》）53

补阳还五汤（《医林改错》）201

补中益气汤（《脾胃论》）79

C

蚕矢汤（《随息居重订霍乱论》）150

苍白二陈汤（《医学心悟》）241

柴胡桂枝干姜汤（《伤寒论》）216

柴胡截疟饮（《医宗金鉴》）214

柴胡疏肝散（《景岳全书》）103

柴枳半夏汤（《医学入门》）60

沉香散（《金匮翼》）227

程氏萆薢分清饮（《医学心悟》）228

川芎茶调散（《太平惠民和剂局方》）190

春泽汤（《医方集解》）231

纯阳正气丸（成药）148

葱豉桔梗汤（《重订通俗伤寒论》）3

D

大补阴丸（《丹溪心法》）241

大补元煎（《景岳全书》）112

大承气汤（《伤寒论》）153

大定风珠（《温病条辨》）193

大秦艽汤（《素问气机病宜保命集》）197

大青龙汤（《伤寒论》）33

代抵当丸（《证治准绳》）232

黛蛤散（验方）12

丹参饮（《医宗金鉴》）118

丹栀逍遥散（《内科摘要》）104

当归六黄汤（《兰室秘藏》）66

导赤散（《小儿药证直诀》）227

导痰汤（《校注妇人良方》）99

涤痰汤（《济生方》）46

地黄饮子（《宣明论》）203

地榆散（验方）77

癫狂梦醒汤（《医林改错》）109

调营敛肝饮（《医醇剩义》）118

调营饮（《证治准绳》）182

丁香散（《古今医统》）132

定喘汤（《摄生众妙方》）28

定痫丸（《医学心悟》）111

定志丸（《备急千金要方》）109

独参汤（《十药神书》）99

E

耳聋左慈丸（《小儿药证直诀》）246

二陈汤（《太平惠民和剂局方》）12

二地鳖甲煎（南京中医药大学徐福松方）267

二阴煎（《景岳全书》）108

F

防风汤（《宣明论方》）250

封髓丹（《医宗金鉴》）242

附子理中丸（《太平惠民和剂局方》）149

复元活血汤（《医学发明》）168

G

甘草干姜汤（《金匮要略》）17

甘草泻心汤（《伤寒论》）121

甘姜苓术汤（《金匮要略》）234

甘露消毒丹（《温热经纬》）172

甘麦大枣汤（《金匮要略》）66

甘遂半夏汤（《金匮要略》）59

膏淋汤（《医学衷中参西录》）228

膈下逐瘀汤（《医林改错》）177

葛根芩连汤（《伤寒论》）137

葛根汤（《伤寒论》）205

瓜蒌桂枝汤（《金匮要略》）205

瓜蒌薤白白酒汤（《金匮要略》）89

归脾汤（《济生方》）73

桂枝甘草龙骨牡蛎汤（《伤寒论》）85

桂枝四物汤（验方）140

桂枝汤（《伤寒论》）65

H

海藻玉壶汤（《医宗金鉴》）209

何人饮（《景岳全书》）218

黑锡丹（《太平惠民和剂局方》）41

虎潜丸（《丹溪心法》）256

化虫丸（《医方集解》）164

化肝煎（《景岳全书》）117

化积丸（《类证治裁》）178

槐角丸（《太平惠民和剂局方》）77

黄病绛矾丸（验方）165

黄连阿胶汤（《伤寒论》）95

黄连清心饮（《沈氏尊生书》）240

黄芪建中汤（《金匮要略》）120

黄芪汤（《金匮翼》）159

黄土汤（《金匮要略》）78

藿香正气散（《太平惠民和剂局方》）128

J

己椒苈黄丸（《金匮要略》）59

济川煎（《景岳全书》）160

《济生》肾气丸（《济生方》）182

加减葳蕤汤（《重订通俗伤寒论》）5

加减泻白散（《医学发明》）12

加味不换金正气散（验方）218

加味二妙散（《丹溪心法》）255

加味桔梗汤（《医学心悟》）22

加味清胃散（《张氏医通》）74

加味四君子汤（《三因极一病证方论》）262

加味四物汤（《金匮翼》）188

桔梗杏仁煎（《景岳全书》）23

截疟七宝饮（《杨氏家藏方》）214

解语丹（《医学心悟》）202

金铃子散（《素问病机气宜保命集》）177

荆防败毒散（《外科理例》）2

蠲痹汤（《医学心悟》）252

K

控涎丹（《三因极一病证方论》）30

L

理中丸（《伤寒论》）130

连理汤（《张氏医通》）145

良附丸（《良方集腋》）116

苓甘五味姜辛汤（《金匮要略》）61

苓桂术甘汤（《金匮要略》）58

羚羊角汤（《医醇剩义》）201

六君子汤（《医学正传》）31

六磨汤（《证治准绳》）158

六味地黄丸（《小儿药证直诀》）183

龙胆泻肝汤（《医方集解》）67

M

麻黄连翘赤小豆汤（《伤寒论》）222

麻黄汤（《伤寒论》）37

麻杏甘石汤（《伤寒论》）37

麻子仁丸（《伤寒论》）159

麦门冬汤（《金匮要略》）16

礞石滚痰丸（《养生主论》）245

妙香散（《沈氏尊生书》）242

木防己汤（《金匮要略》）62

P

平喘固本汤（南京中医药大学第一附属医院验方）47

平胃散（《太平惠民和剂局方》）138

Q

七味都气丸（《医宗己任编》）32

启膈散（《医学心悟》）123

启阳娱心丹（《辨证录》）268

牵正散（《杨氏家藏方》）203

茜根散（《景岳全书》）75

羌活胜湿汤（《内外伤辨惑论》）190

秦艽鳖甲散（《卫生宝鉴》）52

青娥丸（《太平惠民和剂局方》）235

清肺饮（《证治汇补》）231

清骨散（《证治准绳》）259

清金化痰汤（《统旨方》）13

清燥救肺汤（《医门法律》）16

清瘴汤（验方）216

清震汤（《素问气机病宜保命集》）191

芎芷石膏汤（《医宗金鉴》）189

R

燃照汤（《随息居重订霍乱论》）149

人参养荣汤（《太平惠民和剂局方》）91

如金解毒散（《景岳全书》）21

润肠丸（《沈氏尊生书》）160

S

三拗汤（《太平惠民和剂局方》）9

三才封髓丹（《卫生宝鉴》）240

三子养亲汤（《韩氏医通》）13

桑白皮汤（《景岳全书》）38

桑菊饮（《温病条辨》）11

桑杏汤（《温病条辨》）10

沙参麦冬汤（《温病条辨》）14

沙参清肺汤（验方）22

芍药甘草汤（《伤寒论》）119

芍药汤（《素问病机气宜保命集》）142

少腹逐瘀汤（《医林改错》）155

射干麻黄汤（《金匮要略》）27

参附汤（《正体类要》）41

参蛤散（《济生方》）40

参苓白术散（《太平惠民和剂局方》）139

参苏饮（《太平惠民和剂局方》）4

身痛逐瘀汤（《医林改错》）234

神术散（《医学心悟》）100

生姜甘草汤（《备急千金要方》）17

生脉散（又名生脉饮）（《内外伤辨惑论》）39

生铁落饮（《医学心悟》）108

失笑散（《太平惠民和剂局方》）117

十灰散（《十药神书》）76

十全大补汤（《太平惠民和剂局方》）219

十枣汤（《伤寒论》）60

石韦散（《证治汇补》）226

实脾饮（《济生方》）180

疏凿饮子（《济生方》）223

顺气导痰汤（验方）107

四海舒郁丸（《疡病大全》）209

四妙丸（《成方便读》）68

四神丸（《证治准绳》）140

四味回阳饮（《景岳全书》）98

四物汤（《太平惠民和剂局方》）206

苏合香丸（《太平惠民和剂局方》）90

苏子降气汤（《太平惠民和剂局方》）29

T

桃花汤（《伤寒论》）144

桃仁红花煎（《陈素庵妇科补解》）86

天麻钩藤饮（《杂病证治新义》）187

天王补心丹（《摄生秘剖》）84

葶苈大枣泻肺汤（《金匮要略》）62

通窍活血汤（《医林改错》）188

通幽汤（《兰室秘藏》）124

通瘀煎（《景岳全书》）99

痛泻要方（《景岳全书》引刘草窗方）138

W

苇茎汤（《备急千金要方》）21

胃苓汤（《丹溪心法》）137

温胆汤（《三因极一病症方论》）94

乌附麻辛桂姜汤（成都中医药大学戴云波方）251

乌梅丸（《伤寒论》）164

乌头赤石脂丸（《金匮要略》）89

乌头汤（《金匮要略》）251

无比山药丸（《太平惠民和剂局方》）80

五苓散（《伤寒论》）47

五磨饮子（《医便》）38

五皮散（饮）（《华氏中藏经》）223

五味消毒饮（《医宗金鉴》）222

五汁安中饮（验方）124

X

犀角地黄汤（《备急千金要方》）80

犀角散（《备急千金要方》）173

香附旋覆花汤（《温病条辨》）60

消渴方（《丹溪心法》）237

逍遥散（《太平惠民和剂局方》）176

硝石矾石散（《金匮要略》）170

小半夏加茯苓汤（《金匮要略》）58

小半夏汤（《金匮要略》）129

小承气汤（《伤寒论》）101

小蓟饮子（《济生方》）78

小建中汤（《伤寒论》）155

小青龙汤（《伤寒论》）28

血府逐瘀汤（《医林改错》）88

泻白散（《小儿药证直诀》）61

泻心汤（《金匮要略》）74

新加香薷饮（《温病条辨》）4

杏苏散（《温病条辨》）10

宣痹汤（《温病条辨》）253

旋覆花汤（《金匮要略》）168

Y

养心汤（《仁斋直指方论》）95

一贯煎（《柳洲医话》）119

《医方集解》六君子汤（《医方集解》）262

益气聪明汤（《证治准绳》）248

益胃汤（《温病条辨》）133

薏苡仁汤（《类证治裁》）252

茵陈蒿汤（《伤寒论》）171

茵陈五苓散（《金匮要略》）172

茵陈术附汤（《医学心悟》）173

银翘散（《温病条辨》）3

右归丸（《景岳全书》）125

右归饮（《景岳全书》）92

玉女煎（《景岳全书》）73

玉屏风散（《丹溪心法》）31

玉枢丹（又名紫金锭）（《百一选方》）150

月华丸（《医学心悟》）50

越婢加半夏汤（《金匮要略》）46

越婢加术汤（《金匮要略》）221

Z

赞育丹（《景岳全书》）267

藻药散（《证治准绳》）210

皂荚丸（《金匮要略》）30

增液承气汤（《温病条辨》）206

贞元饮（《景岳全书》）247

真人养脏汤（《太平惠民和剂局方》）145

真武汤（《伤寒论》）40

镇肝熄风汤（《医学衷中参西录》）199

拯阳理劳汤（《医宗必读》）263

正气天香散（《证治准绳》引刘河间方）153

知柏地黄丸（《医宗金鉴》）79

枳实导滞丸（《内外伤辨惑论》）154

《指迷》茯苓丸（《全生指迷方》）198

栀子清肝汤（《类证治裁》）210

止嗽散（《医学心悟》）9

至宝丹（《太平惠民和剂局方》）199

中满分消丸（《兰室秘藏》）181

朱砂安神丸（《医学发明》）84

竹叶石膏汤（《伤寒论》）132

驻车丸（《备急千金要方》）144

追虫丸（《证治准绳》）166

滋水清肝饮（《医宗己任编》）75

紫金丹（《普济本事方》）29

紫雪丹（《太平惠民和剂局方》）217

左归丸（《景岳全书》）194

左归饮（《景岳全书》）91

左金丸（《丹溪心法》）104

55检